策 划　浙江省计划生育宣传教育中心
浙江省科普作家协会医学卫生委员会

再生育知识读本

主　编　孙惠兰　许　凌
副主编　林树侯　上官雪军
丁悦虹

浙江科学技术出版社

图书在版编目（CIP）数据

再生育知识读本 / 孙惠兰,许凌主编. — 杭州：浙江
科学技术出版社，2014.12
ISBN 978-7-5341-6416-3

Ⅰ.①再… Ⅱ.①孙… ②许… Ⅲ.①优生优育–
基本知识 Ⅳ.①R169.1

中国版本图书馆 CIP 数据核字（2014）第 307889 号

| 书　　名 | **再生育知识读本** |
| 主　　编 | 孙惠兰　许　凌 |

出版发行　浙江科学技术出版社
杭州市体育场路 347 号　邮政编码：310006
办公室电话：0571-85176593
销售部电话：0571-85176040
网　址：www.zkpress.com
E-mail：zkpress@zkpress.com

| 排　　版 | 杭州兴邦电子印务有限公司 |
| 印　　刷 | 杭州杭新印务有限公司 |

开　　本	710×1000　1/16	印　张	13.5
字　　数	160 000		
版　　次	2014 年 12 月第 1 版　2016 年 4 月第 2 次印刷		
书　　号	ISBN 978-7-5341-6416-3	定　价	28.00 元

责任编辑　刘　丹　　　　**责任校对**　张　宁
封面设计　金　晖　　　　**责任印务**　徐忠雷

《再生育知识读本》编委会

策　划	浙江省计划生育宣传教育中心
	浙江省科普作家协会医学卫生委员会
主　任	徐文平
副主任	黄良夫　宋莺萍　李丹禾
委　员	赵圣川　何嘉琳　沈宗约
顾　问	张承烈　隗斌贤　赵宏洲
主　编	孙惠兰　浙江大学医学院附属妇产科医院
	许　凌　浙江省计划生育宣传教育中心
副主编	林树侯　浙江大学医学院附属妇产科医院
	上官雪军　浙江大学医学院附属妇产科医院
	丁悦虹　浙江省计划生育科学技术研究所
编　委	刘　佳　浙江大学医学院附属妇产科医院
	罗　洁　浙江大学医学院附属妇产科医院
	俞晓蕊　浙江省计划生育宣传教育中心
	陈　音　浙江大学医学院附属妇产科医院
绘　图	黄轶兰

前言

　　生育一个健康聪明的宝宝，是每个父母的殷切期盼，也是每个家庭幸福的源泉。

　　随着"单独两孩"政策的实施，使许多符合政策条件的家庭有了生"二宝"的机会。其中，无论是刚生过宝宝不久、年近而立的年轻妈妈，还是孩子已经上学、四十开外的中年女性，都跃跃欲试，准备再生育一个宝宝。但是，她们也往往面临着许多困惑和担忧，对自己的年龄、身体状况、抚养精力以及家庭的经济实力是否适合再次生育显得信心不足，真可谓喜忧参半，举棋不定。

　　为了让这些符合"单独两孩"政策、准备再生育的夫妇对自己的身体状况多一份了解和准备，对再次生育多一份自信和从容，浙江省计划生育宣传教育中心会同浙江省科普作家协会医学卫生委员会，特别邀请了既富有深厚理论功底，又具备实践经验的权威专家，合作编写了这本《再生育知识读本》。

　　本书根据再生育夫妇对如何科学孕育"二宝"的实际需求，从释疑解惑、普及知识的角度出发，收集了再生育过程中需要面对的有关再孕准备、出生缺陷、外界环境、饮食营养、合理用药、相关疾病、高危妊娠、孕产保健、不孕不育、避孕节育等问题，给出了科学而明晰的解答，进行了系统而全面的指导。本书内容通俗易懂，语言简洁明了，集科学性、知识性与实用性于一体，为再生育夫妇提供了有效的优生咨询和孕产指导。

希望本书能帮助"单独两孩"政策的受益者——再生育夫妇，使他们能在轻松愉快的阅读中消除困惑，获得知识，顺利度过科学孕育新生命的美好时光，实现生育健康聪明宝宝的美好愿望。

编　者
2014 年 8 月

Mulu目 录

第一章　再孕准备

1 如何认识优生 / 2

2 什么是计划怀孕 / 2

3 为什么要计划怀孕 / 3

4 怎样才是计划怀孕 / 3

5 为什么生男生女要顺其自然 / 4

6 如何纠正性别偏向 / 5

7 老大与老二相差几岁合适 / 5

8 生老二怎么过老大关 / 6

9 老大身体不好,老二是否也会难养 / 7

10 再生育应注意哪些实际问题 / 7

11 你能承受再生育所带来的经济负担吗 / 8

12 什么是再生育夫妇应该具备的"归零心态" / 10

13 再生育夫妇如何克服患得患失心理 / 10

14 子宫切除后想再生育能不能找"代孕妈妈" / 11

15 "单独两孩"政策适用于哪些家庭 / 12

16 "单独"夫妇申请再生育应如何办理审批手续 / 12

17 女性到多大年龄才会失去生育能力 / 14

18 再生育如何选择受孕时机 / 14

19 什么情况下不宜受孕 / 15

20 夫妻患有哪些疾病时不宜再生育 / 16

21 准备怀孕时,丈夫应注意什么 / 17

22 哪些因素会影响男性的生育能力 / 18

23 国家免费孕前优生健康检查是怎么回事 / 18

24 申请再生育的"单独"夫妇能否享受国家免费孕前优生健康检查 / 20

25 孕前优生健康检查的流程是怎样的 / 21

26 优生检查为什么必须在孕前进行 / 23

27 再生育时的孕前、孕期检查与怀第一胎时的检查有无区别 / 23

28 如何解读孕前健康检查异常结果 / 24

29 为什么孕前要到口腔科检查牙齿 / 26

30 女性孕前为什么要检测风疹病毒 / 27

31 巨细胞病毒感染是怎么回事 / 27

32 孕前发现感染了弓形虫怎么办 / 29

33 孕前发现宫颈分泌物衣原体阳性怎么办 / 29

34 再孕前男性要检查哪些项目 / 30

35 性病对生育有哪些影响 / 30

36 孕前发现得了性病怎么办 / 31

第二章　出生缺陷

37 什么是出生缺陷 / 35

38 为什么说预防出生缺陷非常重要 / 35

39 什么是出生缺陷的三级预防 / 36

40 先天性疾病都是遗传引起的吗 / 37

41 什么是遗传性疾病 / 38

42 遗传性疾病如何分类 / 38

43 什么情况下应进行遗传咨询 / 39

44 什么是神经管畸形 / 40

45 什么是唐氏综合征 / 42

46 哪些夫妇容易生出唐氏综合征患儿 / 42

47 诊断唐氏综合征目前有哪些检查方法 / 43

48 婴儿智力低下是哪些原因造成的 / 43

49 什么是脑积水 / 44

50 什么是尿道下裂 / 47

51 什么是小儿脑瘫 / 48

52 如何预防小儿脑瘫 / 49

53 什么是自闭症 / 50

54 自闭症患儿父母再生育时应注意哪些问题 / 52

55 先天性心脏病可分为哪几类 / 53

56 哪些原因可能导致先天性心脏病 / 55

57 先天性心脏病的高危因素有哪些 / 55

58 先天性心脏病患者生孩子有哪些风险 / 56

59 什么是克汀病 / 57

60 克汀病有哪些表现?如何筛查 / 58

61 如何预防和治疗克汀病 / 59

62 唇腭裂是怎么引起的?有哪些类型 / 60

63 唇腭裂患者的孩子发病风险有多大 / 61

64 先天性耳聋是怎么造成的 / 61

65 遗传性耳聋能在孕早期检测出来吗 / 62

66 多指（趾）并指（趾）畸形是否与遗传有关 / 63

67 什么是苯丙酮尿症？如何早期发现 / 63

68 苯丙酮尿症患者能生出健康的后代吗 / 65

第三章　外界环境
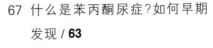

69 为什么新装修的房子不宜立即入住 / 67

70 怀孕期间为什么要回避高分贝噪声 / 68

71 孕妇如何预防日常生活中辐射的影响 / 69

72 孕妇穿防辐射服有效果吗 / 71

73 孕妇使用手机要注意哪些问题 / 71

74 汽车尾气对优生有何影响 / 74

75 准备再生育的夫妇能否养宠物 / 75

76 孕妇家里有宠物怎么办 / 75

77 蔬果上的残留农药对怀孕有影响吗 / 76

78 孕妇如何注意日常饮水安全 / 76

79 雾霾对怀孕有影响吗？雾霾严重时能外出散步吗 / 77

第四章　饮食营养

80 准备再生育的夫妇应如何注意营养 / 80

81 怎样做到科学饮食、合理营养 / 81

82 如何配制孕期各阶段的饮食 / 82

83 为什么孕前就要开始补充叶酸 / 84

84 补充叶酸的途径有哪些 / 85

85 叶酸服用过量时会出现哪些问题 / 86

86 女性孕前为什么要补钙 / 87

87 女性孕前为什么要补铁 / 87

88 准妈妈需要额外服用滋补品或营养品吗 / 88

89 爱喝饮料对怀孕有影响吗 / 89

90 营养过剩对孕妇和胎儿有哪些影响 / 89

91 体重对生育有什么影响 / 90

92 肥胖或体重过低怎么办 / 92

第五章　合理用药

93 孕期如何合理用药 / **94**

94 长期用药对怀孕有什么影响 / **95**

95 忽略用药对胎儿有没有影响 / **96**

96 孕妇患了感冒怎么用药 / **97**

97 治疗甲状腺疾病的药物对怀孕有影响吗 / **98**

98 治疗糖尿病的药物对怀孕有影响吗 / **99**

99 治疗高血压的药物对怀孕有影响吗 / **100**

100 治疗贫血的药物对怀孕有影响吗 / **100**

101 治疗妇科炎症的药物对怀孕有影响吗 / **101**

102 孕妇能不能接种疫苗 / **101**

103 孕妇被狗咬伤后能否接种狂犬病疫苗 / **103**

104 哪些药物会对男性的生殖功能造成影响 / **104**

第六章　相关疾病

105 孕期患了霉菌性阴道炎怎么办 / **106**

106 孕期患了滴虫性阴道炎怎么办 / **107**

107 子宫肌瘤患者能不能怀孕 / **107**

108 子宫肌瘤手术后需要间隔多久才能怀孕 / **108**

109 妊娠合并卵巢囊肿怎么办 / **109**

110 第一胎打过黄体酮保胎的，第二胎是不是也要打黄体酮 / **110**

111 发生先兆流产时必须卧床休息保胎吗 / **110**

112 先兆流产保胎后怎么进行监测和护理 / **111**

113 患过宫外孕的女性可以再次妊娠吗 / **112**

114 肝功能异常或脂肪肝对怀孕有影响吗 / **113**

115 父亲或母亲为乙肝患者，其孩子会得乙肝吗 / **114**

116 乙肝病毒感染者在怀孕前应采取什么措施 / **115**

117 乙肝病毒感染者何时怀孕比较好 / **116**

118 甲状腺功能异常对生育有何
影响 / 116

119 感冒对怀孕有影响吗 / 118

第七章　高危妊娠

120 高龄女性再生育会面临哪些
问题 / 120

121 高龄女性孕前保健有哪些内
容 / 120

122 高龄女性再生育时如何控制
风险 / 122

123 高龄生育会增加孩子智力发
育不全的风险吗 / 122

124 高龄男性对生育孩子的质量
有影响吗 / 123

125 妊娠期糖尿病是怎么引起的
/ 124

126 妊娠期糖尿病对胎儿有哪些
影响 / 125

127 生第一胎时患有妊娠期糖尿
病,再生育时如何防治 / 126

128 如何对妊娠期糖尿病孕妇进
行母儿监护?一定要剖宫产吗
/ 126

129 妊娠期糖尿病孕妇应如何控
制饮食 / 127

130 妊娠期糖尿病患者产后如何
调整胰岛素用量 / 128

131 妊娠高血压疾病是怎么回事
/ 128

132 妊娠高血压疾病能预防吗
/ 129

133 有妊娠高血压疾病病史者再
生育时会再发吗 / 130

134 如何治疗妊娠高血压疾病
/ 131

135 前置胎盘与凶险性前置胎盘
是怎么回事 / 132

136 如何早期发现凶险性前置胎
盘 / 133

137 发生了凶险性前置胎盘怎么
办 / 133

138 前次妊娠为前置胎盘,再次妊
娠会再发吗 / 134

139 前置胎盘对母儿有哪些危害
/ 134

140 如何预防前置胎盘 / 135

141 胎盘早剥有哪些危害 / 136

142 哪些孕妇容易发生胎盘早剥
/ 136

143 如何预防胎盘早剥 / 137

144 瘢痕子宫女性再生育时去医
院咨询需提供哪些资料 / 138

145 瘢痕子宫女性两次妊娠的间
隔时间以多长为好 / 138

146 剖宫产子宫瘢痕妊娠是怎么回事 / 139

147 有剖宫产史的孕妇能经阴道分娩吗 / 140

148 哪些产妇容易发生子宫破裂 / 141

149 哪些瘢痕子宫妊娠后较易发生子宫破裂 / 141

150 瘢痕子宫女性再生育时围产期要注意什么 / 142

第八章　孕产保健

151 为什么孕妇常有睡眠不好 / 145

152 孕妇睡眠不好怎么办 / 146

153 孕妇的睡姿有什么讲究 / 148

154 怀孕后可以继续开车吗 / 150

155 孕妇可以旅游吗 / 150

156 孕早期性生活要注意哪些问题 / 153

157 参加孕妇学校有哪些意义 / 153

158 孕妇学校的学习内容有哪些 / 155

159 怀孕后如何选用化妆品 / 156

160 怀孕后能佩戴首饰吗 / 156

161 乙肝妈妈能给新生宝宝哺乳吗 / 157

162 哺乳期需要避孕吗 / 159

163 分娩后如何使小腹恢复到以前的平坦 / 159

164 为什么会发生产前、产后焦虑症 / 160

165 如何防治产后焦虑症 / 161

166 孕期要做几次超声检查 / 163

167 孕妇是否一定要做三维彩超 / 165

168 孕期水肿是怎么回事 / 166

169 如何预防或减轻孕期水肿 / 167

170 Rh 阴性血型的女性能生第二胎吗 / 169

171 羊水是什么东西 / 171

172 如何应对羊水过多 / 172

173 如何应对羊水过少 / 173

174 羊膜腔穿刺羊水检查是怎么回事 / 174

175 羊膜腔穿刺痛不痛?有风险吗 / 175

176 哪些情况下需要做羊水检查 / 176

177 无创基因检测是怎么回事?它能否取代羊膜腔穿刺 / 177

178 什么是胎膜早破 / 179

179 胎膜早破有哪些危害 / **180**

180 如何发现胎膜早破?在家里发生胎膜早破怎么办 / **181**

181 胎膜早破会影响分娩吗 / **182**

182 如何预防胎膜早破 / **182**

183 孕妇发生急产时如何应对 / **183**

184 孕妇学会数胎动有什么意义 / **184**

第九章　不孕不育

185 受孕应具备哪些基本条件 / **187**

186 备孕多久不怀孕需要去医院检查 / **187**

187 取出宫内节育器半年后没有怀孕怎么办 / **188**

188 子宫腺肌病患者是否很难怀孕 / **189**

189 想尽快再孕可以用促排卵方法吗 / **190**

190 什么是辅助生殖技术 / **191**

191 哪些情况下需要做试管婴儿 / **192**

192 输卵管阻塞、卵巢功能不好的高龄女性能做试管婴儿吗 / **193**

193 男性患有前列腺炎会导致不育吗 / **194**

第十章　避孕节育

194 口服避孕药停药多久才可以怀孕 / **196**

195 长期服用口服避孕药对以后的生育有影响吗 / **196**

196 使用紧急避孕药失败后是否必须做人流?还能保留胎儿吗 / **197**

197 取出宫内节育器后是否马上可以怀孕 / **198**

198 带器(环)怀孕可以保留胎儿吗 / **198**

199 取出皮埋后多久才可以怀孕 / **198**

200 做了输卵管结扎术后想再生育怎么办 / **199**

201 在二孩剖宫产的同时可以做输卵管结扎术吗 / **200**

第一章

再孕准备

1 如何认识优生

优生是指用科学的方法和手段以达到孕育健康孩子目的的一门发展中的学科，当前主要是在孕前及孕期采取防范措施和医学手段，以防止或减少有严重遗传性疾病和先天性疾病的个体出生，排除和减少影响优生的有害因素，改进人群的遗传素质，也被称为预防性优生。优生在我国既是一系列重要医疗技术，也是一项国家政策。优生对于个人、家庭、国家、民族乃至整个人类都有着现实和深远的历史意义。

2 什么是计划怀孕

计划怀孕是指基于人类对生育行为的科学认识，有意识地主动对怀孕行为作出安排。根据男女双方生殖生理的规律，调整身心的健康状况，选择适宜的受孕时机，创造良好的受孕环境，以获得一个满意的妊娠结局，包括母亲安全和孩子健康。

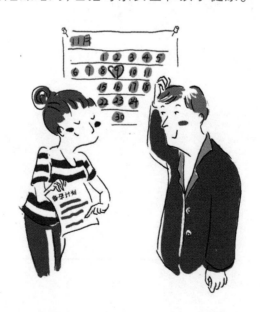

孩子的夭折、孕产妇的死亡是影响人类正常发展的重大原因之一，出生缺陷至今仍是困扰人类的一个难题。无论对一个国家还是一个家庭来说，有计划的生育都是非常重要的，这里的计划不仅体现在数量上，更重要的是体现在质量上。因为，随着经济社会的发展，每对夫妇的生育数量会呈现逐渐减少的趋势，生育质量就显得越发重要了。

3 为什么要计划怀孕

计划怀孕对已婚育龄夫妇乃至社会都会带来很大的益处。首先，有计划的怀孕可以将非意愿妊娠的发生率降至最低，进而大大降低人工流产率；其次，通过怀孕前后避免各种不利因素的影响，可以明显降低自然流产、早产、胎儿发育不良、死胎、死产和出生缺陷的发生率；再次，有计划的怀孕可以帮助备孕夫妇提早发现自身可能存在的一些会影响怀孕结局的疾病（如慢性病），或是妊娠可能诱发的一些疾病，进而显著降低妊娠合并症和并发症的发生率，降低妊娠风险。除此之外，计划怀孕还可以减少因不良生育行为导致的个人、家庭和社会矛盾。

4 怎样才是计划怀孕

孕育新生命是一项需要谨慎面对的任务，计划怀孕要考虑的因素非常多，至少包括男女双方在心理、生理、营养、环境、行为方式、经济等多个方面的准备和调整。夫妇制订怀孕计划时需要综合考虑各种因素，根据自身特点作出相应的安排，应包括了解各种相关知识、接受孕前优生健康检查和有针对性的优生咨询指导、调整避孕措施等等，做到这些才算是计划怀孕。

5 为什么生男生女要顺其自然

"转胎丸"、"生子灵"、"生儿精"……市面上有各种各样号称可以让人生男孩的药,而且多以民间偏方形式在网上或农村地区流传。有些不法分子利用一些人想生男孩的强烈愿望,打着"高科技"的幌子,大肆推销所谓的"能逆转胎儿性别的药"。其实,这些药物中含有大量雄性激素,非但不能改变决定胎儿性别的染色体基因,而且在怀孕早期使用会引起母体内分泌紊乱而导致流产;在怀孕晚期服用虽可在一定程度上改变胎儿的体表特征,但会导致女婴男性化,甚至出现女性假两性畸形,孩子出生后智力也会出现障碍。某市的任女士就是因为服用了所谓的"转胎丸",生出了既有男性特征又有女性特征的阴阳人,医学上称为两性畸形。

胎儿的性别其实在卵子受精的那一刻就已经决定了。人类的细胞中有23对染色体,其中22对染色体男女是相同的,这些染色体称为常染色体;只有1对染色体男女不同,它就是男女性染色体,正是它决定了人类的性别。女性有两条X染色体(即XX型),而男性则有一条X染色体和一条Y染色体(即XY型)。胎儿从父母双方各承袭一条染色体,由于来自母亲卵子中的染色体一定是X,因此决定胎儿性别的是受精卵形成时得到的是父亲的X染色体还是Y染色体,如果受精卵得到的是Y染色体,胎儿为男性;如果得到的是X染色体,胎儿为女性。从理论上来说,在整个人

群中，男女性别之比大致为1∶1。因此，在精子和卵子融合的一刹那，这个孩子是男是女就已经定下了，吃再多的药也无济于事。所以，男女性别的决定在自然界完全是随机的概率问题，目前除了医学需要外不得进行性别选择，更没有性别改变的方法和技术。生男生女应该遵循自然规律，这样才能保持生态平衡，性别比例严重失调对人类也是灾难。

6 如何纠正性别偏向

再生育时有很多人会对性别有所期望，有人想生女儿，也有人想生儿子，这是人之常情，无可厚非。但是，《中华人民共和国人口与计划生育法》明确规定："严禁利用超声技术和其他技术手段进行非医学需要的胎儿性别鉴定；严禁非医学需要的选择性别的人工终止妊娠。"据报载，有人送血到香港作胎儿性别鉴定，这也是不靠谱的违法行为。怀孕后，生男生女的概率各占50％，也就是说，有一半的再生育者会达到自己的愿望，当然兴高采烈，心情舒畅；还有一半的再生育者却与自己的愿望相悖，以致垂头丧气。因此，有性别偏向的再生育者应做好充分的心理准备，不管孩子是男是女，都要坦然接受，要知道，儿子女儿都是父母的心头肉，都是大自然赐予父母的最好礼物，只有这样才不至于影响日后与孩子的感情。其实，这种心理缺憾只是暂时的，当你的孩子长得活泼可爱、乖巧伶俐或成绩优秀时，你会因此而感到庆幸呢！

7 老大与老二相差几岁合适

调查表明，符合"单独两孩"政策的夫妇平均年龄为35～40岁，有的夫妇第一个孩子已经六七岁甚至十几岁了，如再生育一个,则两个孩子的年龄间隔已经偏大,无从选择了;如果第一个孩子较小,再生育时应选一个合理的间隔期。两个孩子的年龄相差一两岁,似乎生育过密,哺乳期结束不久又怀上第二个,对母亲的身心不利,对孩子也不利;两个孩子的年龄相差七八岁甚至十多岁,孩子们则难以成为兴趣相投和默契的伙伴,因此生育间隔时间不宜过长或过短,一般来说,老大和老二相差3~5岁较为合适。

8 生老二怎么过老大关

据调查,约60%的老大反对父母生老二,他们担心的是父母对自己的爱被剥夺或因分享而削弱。可能是由于父母过于溺爱,使孩子以自我为中心而容纳不了弟妹。孩子不懂事不足为奇,父母要循循善诱,做好孩子情感上的平衡工作,让孩子接受父母生个弟弟或妹妹的现实。同时要激发孩子的好奇心和当哥哥姐姐的自豪感,并鼓励孩子:"你是爸爸妈妈的好帮手,以后你帮我们管小弟弟或小妹妹。"让孩子从接受现实变成对弟弟妹妹的期待。

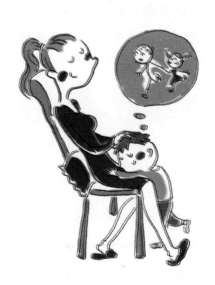

平时可以有意识地对孩子描绘一些家庭友爱的幸福情景,最好带孩子到有两个孩子的家里去玩,让他(她)亲身体验一下兄弟姐妹互帮互爱的温馨甜蜜。教育孩子要有一个过程,不要急躁,只要父母以智慧和亲情加以感化,孩子必定会愉快地接受未来的弟妹。

9 老大身体不好,老二是否也会难养

再生育在不同的家庭会遇到不同的问题,有的家庭因第一个孩子出生后健康状况不理想,父母在养育过程中担惊受怕,为了孩子生活过得很艰辛,现在面临生不生第二个孩子的问题就难以抉择,唯恐老二与老大一样难养,甚至比老大还有过之而无不及。

夫妇俩如有再生育的愿望,而且目前的身体状况适合再次生育,那么在作出生与不生的抉择前,首先要搞清楚你的孩子究竟患了什么病,是大病还是小病,是先天性疾病还是后天性疾病。如果是小儿常见病,如伤风感冒、气管炎、肺炎、消化不良等,那无须多虑,因为这些病都可以治好,也可以通过体育锻炼、增加营养提高抵抗力来加以预防,如果你们想再生育的话,可以再生一个;如果孩子患的是先天性、遗传性疾病,那就要引起高度警惕了,你们可以到有关医院进行遗传咨询和相关的检查,了解下一个孩子患病的概率有多大,如风险较大就不要再生了。

10 再生育应注意哪些实际问题

(1)家庭成员的心理准备:生育二孩是影响全家人一生的大事,包括计划出生的孩子,因此计划怀孕前家庭成员之间应作好相互沟通,明确将来各自应该承担的责任。如果夫妻双方在是否怀孕和怀孕时间上存在分歧,就应该坐下来耐心坦率地进行沟

通,在大问题上达成一致,并认真讨论存在的分歧,这样可以减少家庭矛盾或不得已的人工流产。

由于老大反对父母生育老二的情况常有发生,所以在决定生育老二之前,父母应该先了解老大的想法和意愿,如果你们的决定与他(她)的意愿相悖,就要用智慧让他(她)快乐地接受弟妹的到来。

(2)要树立"男孩女孩都可爱"的观念:怀孕前后对孩子性别的过分关注会导致心情紧张、焦虑和不安,这样会影响受孕和怀孕后的健康状况。有性别偏向的再生育夫妇应做好充分的心理准备,无论男孩女孩都是大自然赐予父母的最好礼物,父母应当坦然接受。

(3)周到地考虑出生孩子与想象中的差别:比如,孩子出生后你突然发现他(她)没有你想象中的那么漂亮,或者在抚养过程中发现他(她)没有其他孩子聪明,这时你也要坦然接受。也就是说,对出生孩子的心理预期不能太高。

(4)对漫长的孕育过程需要付出的艰辛应有充分的认识:女性在孕前和孕期要面对很多生活上的约束,如不能挑食,不能吃刺激性强的食物,不能用化妆品,不能穿紧身衣和高跟鞋,还要尽量回避辐射源……孩子出生以后夫妇俩在生活上将受到很多限制,自由空间、娱乐社交活动将大大减少,对此要有充分的思想准备。

11 你能承受再生育所带来的经济负担吗

对大多数家庭而言,生孩子或多或少会影响到家庭的经济支出。经济条件是生育的基础,孩子的出生和抚养需要有一定的财力和物力作支撑,从准备怀孕开始就会有不小的花费,怀孕、分娩、养育的开销更大,所以在计划怀孕前就应该对家庭的经济状况作出准确的评估，合理安排家庭的支出计划，最好能够预留一部分资金，以备不时之需，这样在遇到意想不到的问题时才不会手忙脚乱，也不会对夫妇的生理和心理产生不良影响，从而保证孩子的健康成长。

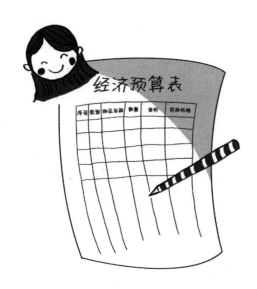

准备怀孕前应了解当地与生育相关的政策，包括计划生育技术服务、孕前保健、生育保险、产假、哺乳假等方面；还应了解当地围产期保健、分娩、婴儿护理所需的费用，以及是否可由医疗保险负担其中的部分费用，这样有助于夫妇计算整个生育的花费，作好支出预算。

有些在职女性还会因为一些医学原因，不得不在孕期休病假或延长产假；有些女性怀孕后可能会放弃工作，等孩子出生后做全职妈妈。再生育二孩的夫妇在经济上的支出会更大，在孩子抚养教育方面的开支将会成倍增长。

每个家庭、每位孕妇的情况不尽相同，只有事先根据自身的条件做好相应的准备，才能感到心里比较踏实，也能保证孩子出生之后的奶粉钱、教育经费、抚养费用、疾病支出等有保障。

12 什么是再生育夫妇应该具备的"归零心态"

怀孕、生育都有风险,随着年龄的增长,这种风险也逐步增加,如在医学上,经产妇(曾经生过孩子的产妇)在生产中发生重症或死亡等不良后果的比例远高于初产妇(第一次生孩子的产妇)。但在现实生活中,有些已经顺利生过一孩并准备再生育的女性会认为自己已经有了经验,在孕前、孕期中不接受规范管理,忽视生育间隔期内的身体变化,把孕前、孕期该检查的项目擅自划分为可做与可不做,这样势必会给二孩的生育带来风险。因为一方面,随着男女双方年龄的增长,其怀孕难度比起年轻夫妻来肯定会大一些;另一方面,还得警惕是不是出现了一些炎症或者其他疾病,特别是子宫、输卵管的问题,但这些都可以通过妇科检查来排除。为了将再生育的风险降到最低,夫妇双方都要调整好心态,不以过来人自居,严格按科学规范办事,这就是"归零心态"。

"归零心态"具体体现在孕前的准备工作上,除了心理准备和经济准备外,更重要的是身体准备。孕前3个月,夫妻双方都要进行全面的体格检查,以排除器质性疾病;如检查后发现了疾病,应等治愈后再妊娠。高龄产妇出生缺陷的发生率增高,应做孕前咨询和产前筛查。瘢痕子宫再孕者,孕早期应特别注意排除子宫瘢痕部位的妊娠,孕中期还要注意先兆子宫破裂的风险,孕晚期要排除前置胎盘和胎盘植入的风险。另外,还要将生育第一个孩子的相关资料提供给医师,以便医师进行优生咨询和提出恰当的分娩方式。

13 再生育夫妇如何克服患得患失心理

"单独两孩"政策的出台,对于想要生两个孩子的家庭来说,真的是"让我欢喜让我忧"：很多夫妇对能生育两个孩子感到喜出望外，然而，不断上涨的育儿成本和教育成本又让他们望而却步；另外，育儿精力的付出也让他们纠结不已。

再生育的问题与思想观念、传统习惯、经济发展水平都有关系。对于有条件再生育的夫妇来说，决定是否再生育前要考虑以下问题：①是否具有养育两个孩子的经济能力；②是否具有养育两个孩子的家庭条件，如住房问题、看护人问题等；③夫妻双方的健康状况及工作压力能否承担两个孩子的抚养、教育问题。如果以上三个条件都具备，当然可以再生育一个；如果只具备其中一两个条件，在有对策能够克服困难的情况下可以考虑再生育；如果以上三个条件都不具备，且难以克服困难，建议还是把全部精力放在一个孩子身上，使其能够身心健康地快乐成长。

14 子宫切除后想再生育能不能找"代孕妈妈"

有些女性由于种种原因丧失了生育功能（如子宫切除或宫腔病变），但按政策符合再生育的条件，加上本人对再生育孩子的愿望十分迫切，于是就产生了找"代孕妈妈"帮助再生育的念头。

2001 年 2 月卫生部颁布的《人类辅助生殖技术管理办法》规定："禁止以任何形式买卖配子、合子、胚胎。医疗机构和医务人员不得实施任何形式的代孕技术。"

因此，目前在我国找"代孕妈妈"是不允许的。由于代孕技术的特殊性，使得该技术给社会、患者家庭带来巨大的隐患，而且法律也不允许实施代孕技术。现实中，民间的代孕本来就是游走在法律边缘的行为，由于法律不支持代孕行为，因此"代孕妈妈"的权益自然得不到任何保障。虽然在代孕前双方或者三方会签订这样或那样的合同，但是因为这些合同并不合法，因此不会受到法律的保护。生育是一个无法预知的事情，代孕过程中常可出现种种问题，如代孕怀孕生产过程中发生意外或某种病变（如妊娠期糖尿病、难产等）、代孕的婴儿发生意外（如畸形、残疾等）、代孕者将孩子生出后不愿交出、委托人放弃孩子等等。此类问题的

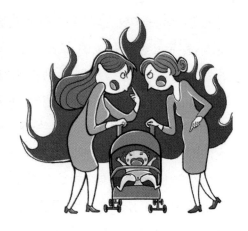

出现常导致委托者与代孕者之间的纠纷，而目前对这些纠纷的解决无章可循，因此代孕这条路是走不通的。

15 "单独两孩"政策适用于哪些家庭

浙江省"单独两孩"政策适用于夫妻一方是独生子女的家庭。独生子女是指夫妻生育或合法收养的唯一子女，即没有同父同母、同父异母、同母异父的兄弟姐妹；或曾有兄弟姐妹，但兄弟姐妹均于生育子女前死亡。

16 "单独"夫妇申请再生育应如何办理审批手续

浙江省符合生育二孩条件的夫妇，可以向双方户籍所在地乡（镇）人民政府或街道办事处领取《夫妻再生育申请表》，并按照要求，如实填写申请人的婚育等基本情况以及申请再生育的理由和依据。经双方或一方户籍所在地村民委员会（社区居委会）在《夫妻再生育审批表》上签署核实意见后，由夫妇当事人或受委托人将申请表及审批表等有关材料送交至受理申请的乡（镇）人民政

府或街道办事处。乡（镇）人民政府或街道办事处对申请人提交的再生育申请表和所附材料进行审查核实，并进行为期7天的公示后，报县（市、区）计划生育行政部门批准。县（市、区）计划生育行政部门在收到《夫妻再生育申请表》之日起30日内会作出是否批准的决定，批准的，发给再生育证明。同时，提出再生育申请的夫妇还应当提供双方的身份证、结婚证、户口簿（户籍证明）、夫妇一方的独生子女证明、夫妇近期2寸合照等材料。

目前，浙江省正在全面推进生育服务证制度改革，大力简化再生育审批程序，推行服务代办制度。全省多数地方已将再生育审批办证纳入乡村便民服务中心（站）的服务范围，通过网上受理、网上审核、网上审批，进一步简化程序，充分发挥便民服务中心代办员的作用，为群众提供全程代办服务。

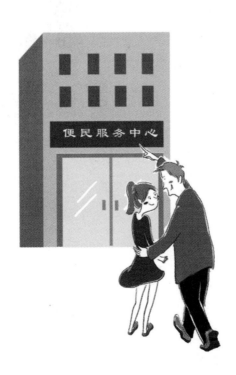

17 女性到多大年龄才会失去生育能力

"单独两孩"政策实施后,想生育第二个孩子的人群中出现了一个带有普遍性的话题:女性究竟到多大年龄就不能生孩子了?其实生育年龄因人而异,一般来说,身体健康的女性绝经前都有可能怀孕。当然,年纪越轻,生育的机会就越大。从生理上讲,女性最佳的生育年龄是25～30岁,因为这个年龄段的女性身体已经充分发育成熟,生育能力也达到了高峰。过了30岁,女性的生育能力开始下降,最初的下降趋势比较平缓,至35岁左右下降就比较明显了。40岁以后,女性的生育能力虽已明显降低,但还是能生育孩子。

有一项研究表明,有生育愿望的女性在1年内怀孕的概率,30岁时为75%,35岁时为66%,40岁时降到44%,而到45岁时就比较低了。

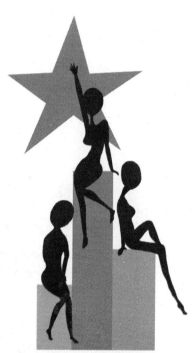

40～45岁 25～30岁 30～40岁

18 再生育如何选择受孕时机

受孕时男女双方的健康状况、营养、精神因素等都可以影响受精卵的质量,因此,再生育时要认真细心地选择受孕时机。选择受孕时机时应做到以下几点：

（1）在双方健康状况良好的情况下受孕，即双方没有一般性疾病，连感冒之类的小病也没有。另外，在一方感到十分疲劳时也不宜受孕。

（2）在双方心情舒畅、精神饱满的情况下受孕，因为良好的精神状态有利于生殖细胞的生长。

（3）受孕前注意饮食营养，多吃高蛋白及富含维生素的食物，多吃水果和新鲜蔬菜，为生育提供物质基础。

（4）受孕前3个月应戒烟戒酒，严禁酒后受孕。

（5）加强体育锻炼，经常参加户外活动，呼吸新鲜空气；适当参加娱乐活动，陶冶性情，调节好神经系统的功能。

19 什么情况下不宜受孕

从优生角度来看，以下几种情况不宜受孕：

（1）在身心极度疲劳之时，如过度的体力或脑力劳动、剧烈的体育运动、连续的夜班、长途旅行跋涉后，均不宜受孕。

（2）在争吵、暴怒、惊恐、悲伤等情绪剧烈波动的情况下不宜受孕。

（3）久病卧床或久病初愈、女方流产不满3个月时不宜受孕。

（4）性生活过于频繁时不宜受孕。

（5）宴请较多时不宜受孕。

（6）夜生活频繁者不宜受孕。

（7）用过安眠药之后不宜受孕。

在身心过度疲劳、情绪剧烈波动的情况下，血液中的化学物质会发生变化，对生殖细胞产生不良影响，从而降低精子及卵子的质量，不利于优生。

20 夫妻患有哪些疾病时不宜再生育

（1）严重高血压、冠状动脉硬化、心功能不全、肾功能减退者不宜再生育。

（2）心功能3～4级者不宜再生育。

（3）银屑病患者在发病期间怀孕会使病情加重，出现高热、食欲不振、患处大量脱屑，导致蛋白质流失，影响胎儿的生长发育；怀孕后很多治疗药物又不能用，导致病情不能控制，而且会出现胎盘功能低下，甚至发生死胎或出生后夭折，所以在疾病活动期不宜再生育。

（4）系统性红斑狼疮患者在非缓解期及病情不稳定时怀孕存在流产、早产、死胎和病情恶化的风险，不宜再生育。

（5）女方有轻度、中度智力低下时不宜再生育，任何一方有重度智力低下时不宜再生育。

（6）性病患者在治疗期间不宜再生育。

（7）任何一方患有慢性肾小球肾炎时，在应用免疫抑制剂期间不宜再生育。

（8）甲状腺功能亢进症（简称甲亢）或甲状腺功能减退症（简称甲减）患者出现严重并发症时不宜再生育。

（9）严重的心理障碍患者妊娠后可能产生妊娠剧吐、流产、早产、妊娠高血压疾病、胎儿生长受限及难产，如同时有家族遗传史，遗传风险高者不宜再生育。

（10）夫妻双方都是精神分裂症患者，已经生育一胎患儿者，一方为本病高发家系者（除本人患病外，家族中还有发病者）不宜再生育。

21 准备怀孕时，丈夫应注意什么

丈夫的生活和饮食习惯将直接影响孩子将来的健康状况。烟酒是男性生殖健康的头号杀手，也是导致男科疾病久治不愈、反复发作的罪魁祸首。烟草中存在着几十种有毒有害物质，经常吸烟的男性其精子畸形率大幅度增加，精子活性低下。酒精对生殖细胞也有毒害作用，过量饮酒会影响胎儿的智力发育；长期饮酒者其精液中的精子数量减少，活力减弱，而且阳痿、不育的发生率明显增加。

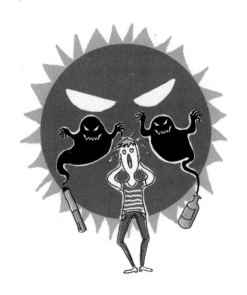

因为精子有90天左右的生长周期，故想让妻子顺利怀孕，丈夫应该提前3～6个月做好准备。另外，别让高温伤了精子。想要生育孩子的男性应先把紧身衣和牛仔裤都收起来，同时远离持续高温的环境，不要选择过于剧烈的运动，少骑自行车，少泡热水澡，不蒸桑拿。而对于厨师、电焊工以及从事冶金工业、建筑工地等高温作业者来说，更应注意日常降温，建议离开上述岗位半年后再准备生育。

22 哪些因素会影响男性的生育能力

影响男性生育能力的因素大致有以下几种：

（1）年龄因素：男性年龄越大，其精子所含的异常基因就越多，精子质量难免下降。特别是35岁以上的男性，因其生育能力已经下降，会干扰精子的发育影响精子的质量，想让妻子怀孕就不是件容易的事了。

（2）疾病因素：由于高糖高脂等高热量饮食越来越普遍，加上生活压力增大，使得男性激素的分泌发生改变，导致肥胖、前列腺增生等。前列腺参与精液和生殖器官的运作，因此前列腺出问题也会影响生育能力。

（3）生活因素：不良的生活习惯（如过度吸烟、酗酒等）、较恶劣的工作环境等，均易引起男性疾病的发生，从而造成再生育困难。

（4）精神因素：精神压力过大是造成再生育困难的又一主要原因。

23 国家免费孕前优生健康检查是怎么回事

国家免费孕前优生健康检查是政府为我国广大育龄群众提供的一项基本公共服务，旨在通过开展健康教育、孕前健康检查、妊娠风险评估、孕前咨询指导等服务，达到降低出生缺陷发生风险、提高出生人口素质的目的。

符合生育政策且计划怀孕的夫妇，包括流动人口中符合生育政策的待孕夫妇，均可享受国家免费孕前优生健康检查。

国家免费孕前优生健康检查的项目包括病史询问、体格检查、实验室检查、影像超声检查、高危风险的评估、孕前优生指导和咨询、早孕及妊娠结局的追踪随访等。通过这一系列检查、评估、指导和咨询,让准备怀孕的育龄夫妇对自身的健康状况以及是否适宜怀孕有一个较为全面的了解,以便选择最佳受孕时机,从而有效降低或消除不良妊娠和出生缺陷发生的风险。

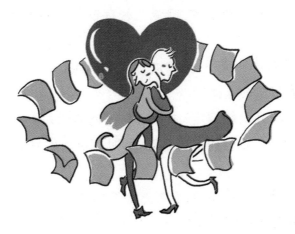

孕前优生健康检查建议在计划受孕前3~6个月内进行,具体检查项目及意义如下:

(1) 阴道(宫颈)分泌物检查:筛查有无阴道炎症,有无淋球菌、衣原体感染引起的性传播疾病,以减少宫内感染及其引起的流产、早产、死胎、胎儿宫内发育迟缓等不良妊娠结局。

(2) 血液常规检查:筛查是否存在贫血、血小板减少等情况,以减少因重症贫血造成的胎儿宫内发育迟缓、因血小板减少造成的新生儿出血性疾病以及孕妇产前产时出血的可能。

(3) 血型(包括ABO血型和Rh血型)检查:筛查是否存在血型不合溶血的可能,以减少因血型不合溶血导致的流产、死胎、新生儿溶血病等风险。

(4) 尿液常规检查及肾功能检测:筛查是否存在泌尿系统疾病及代谢性疾病,评价肾脏功能,以减少生殖道感染、宫内感染、死胎、胎儿宫内发育迟缓等风险;同时对原有泌尿系统疾病或肾功能异常者指导生育时机的选择。

（5）乙型肝炎抗原抗体检测及肝功能检测：评估是否存在乙肝感染及肝脏损伤情况，以减少乙肝病毒的母婴传播，并对乙肝患者或乙肝病毒携带者指导生育时机的选择。

（6）甲状腺功能检测：筛查是否存在甲状腺疾病，以减少因甲状腺疾病引起的流产、早产、胎儿宫内发育迟缓、死胎、子代内分泌及神经系统发育不全、智力低下等风险，并对甲状腺疾病患者指导生育时机的选择。

（7）血清葡萄糖测定：进行糖尿病筛查，以减少血糖异常引起的流产、早产、胎儿畸形等风险，并对原有血糖异常者指导生育时机的选择。

（8）梅毒抗体筛查：筛查有无梅毒感染，以减少流产、死胎等风险以及母婴传播引起的先天性梅毒。

（9）TORCH 检测：包括风疹病毒 IgM 抗体和 IgG 抗体、巨细胞病毒 IgM 抗体和 IgG 抗体、弓形虫 IgM 抗体和 IgG 抗体测定，以发现风疹病毒易感个体，了解巨细胞病毒、弓形虫感染情况，减少风疹病毒感染引起的子代先天性风疹综合征、先天性心脏病、耳聋、白内障、脑积水等风险，减少巨细胞病毒感染引起的新生儿耳聋、智力低下、视力损害、小头畸形等风险，减少弓形虫感染引起的流产、死胎、胎儿宫内发育迟缓等风险。

（10）妇科超声检查：主要筛查是否存在影响怀孕和分娩的妇科疾病，如子宫肌瘤、子宫内膜息肉、卵巢囊肿、子宫畸形等。

24 申请再生育的"单独"夫妇能否享受国家免费孕前优生健康检查

只要是符合生育政策且计划怀孕的夫妇，无论是生育第一胎的还是"单独"夫妇申请再生育的，包括流动人口中的待孕夫妇，均可享受国家免费孕前优生健康检查的优惠政策。

25 孕前优生健康检查的流程是怎样的

孕前优生健康检查是国家提供的免费基本公共服务项目,其具体服务流程如下:符合生育政策的计划怀孕夫妇,可以在政府指定的妇幼保健或计划生育服务机构内接受服务。服务机构通过健康教育,签订《检查知情同意书》,收集夫妇的基本信息和病史信息,并提供体格检查、实验室检查、B超检查等孕前医学检查。综合分析问诊及孕前医学检查结果,识别和评估可能存在的妊娠风险因素,区分妊娠高风险人群(经评估发现一项或多项异常)和一般人群(经评估未发现异常),开展有针对性的服务。其中,对高风险人群,在检查后1周左右提出进一步检查、治疗、转诊等医学建议和干预措施,提供个性化咨询指导;对一般人群,给予普遍性优生咨询和健康指导。另外,对早孕及妊娠结局开展随访服务。

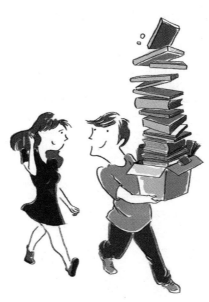

孕前优生健康检查服务流程

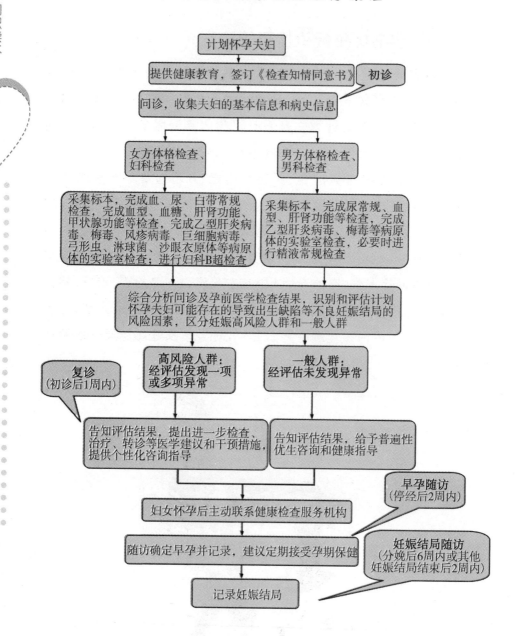

计划怀孕夫妇

提供健康教育，签订《检查知情同意书》 ← 初诊

问诊，收集夫妇的基本信息和病史信息

女方体格检查、妇科检查

男方体格检查、男科检查

采集标本，完成血、尿、白带常规检查，完成血型、血糖、肝肾功能、甲状腺功能等检查，完成乙型肝炎病毒、梅毒、风疹病毒、巨细胞病毒、弓形虫、淋球菌、沙眼衣原体等病原体的实验室检查；进行妇科B超检查

采集标本，完成尿常规、血型、肝肾功能等检查，完成乙型肝炎病毒、梅毒等病原体的实验室检查，必要时进行精液常规检查

综合分析问诊及孕前医学检查结果，识别和评估计划怀孕夫妇可能存在的导致出生缺陷等不良妊娠结局的风险因素，区分妊娠高风险人群和一般人群

高风险人群：经评估发现一项或多项异常

一般人群：经评估未发现异常

复诊（初诊后1周内）

告知评估结果，提出进一步检查、治疗、转诊等医学建议和干预措施，提供个性化咨询指导

告知评估结果，给予普遍性优生咨询和健康指导

妇女怀孕后主动联系健康检查服务机构

早孕随访（停经后2周内）

随访确定早孕并记录，建议定期接受孕期保健

妊娠结局随访（分娩后6周内或其他妊娠结局结束后2周内）

记录妊娠结局

26 优生检查为什么必须在孕前进行

每一对备孕夫妇都想孕育一个健康宝宝,而孕育健康宝宝的前提是必须具有健康的精子和卵子。从精原细胞到成熟精子大约需要64天(约9周),卵子发育成熟大约需要85天(约12周)。胎儿神经管的闭合发生在受精后2~4周,按照传统的计算方法,就是停经后28~42天(4~6周),此时,大部分人才刚刚发现月经没有按期来潮而想到怀孕的可能。在精子、卵子和胚胎的发育过程中,如果有影响精子、卵子或胚胎健康的有害因素存在,即使做检查发现了这些有害因素也已为时过晚,因为此时可能已经造成了不良后果。因此,优生检查必须在孕前进行,而且要在准备怀孕前3~6个月开始进行。

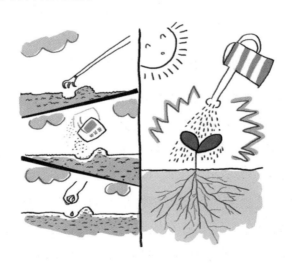

27 再生育时的孕前、孕期检查与怀第一胎时的检查有无区别

大多数孕前优生健康检查项目的有效期为半年,而生育第二胎与第一胎的间隔时间肯定超过了半年,因此与怀第一胎一样,

这些检查项目需要重新再做。但是,染色体检查终身有效(因为染色体在通常情况下基本是恒定的),一般情况下做一次就够了。

存在以下情况时需要区别对待:

(1)再生育时,如果身体状况发生了变化,比如新发现高血压、糖尿病等疾病,那就要做相关的优生检查了。

(2)第二胎与第一胎间隔时间较长或孕妇年龄偏大时,还要做一些卵巢功能及性激素方面的检查。

(3)如果第一胎为出生缺陷儿,或孕妇有死胎、死产史,或有新生儿不明原因死亡史,还需要做一些遗传咨询及产前筛查。

(4)如果母亲为 Rh 阴性血型,父亲为 Rh 阳性血型,那么胎儿就有发生 Rh 溶血的风险,所以再生育时应及时做相关检查。

再生育时孕期的常规检查与怀第一胎时的检查大致相同。

28 如何解读孕前健康检查异常结果

(1)阴道(宫颈)分泌物检查提示阴道清洁度三度及以上,或检出病原体,说明存在阴道或宫颈感染,应到妇科门诊进行治疗。

(2)血常规检查提示血红蛋白低于 110g/L,或血小板低于 $100×10^9$/L,说明存在贫血或血小板减少的情况,应到内科或血液科就诊,明确贫血或血小板减少的原因,并进行治疗。

(3) ABO 血型检查提示女性为 O 型,男性为 A 型、B 型或 AB型;或 Rh 血型检查提示女性为 Rh 阴性,男性为 Rh 阳性,可能会因母儿血型不合而发生新生儿溶血病,妊娠后可到产科门诊进行诊治。

(4)尿常规检查提示检出红细胞、白细胞、蛋白、葡萄糖,或肾功能检查提示血肌酐异常,说明可能存在泌尿系统疾病,应到泌尿科就诊,以明确原因,对症治疗。如既往就有慢性肾脏疾病病史,则由专科医师评估疾病及用药情况,指导生育时机的选择。

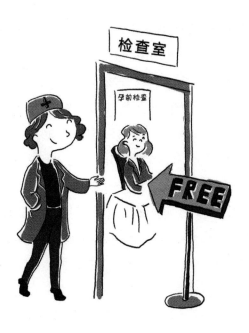

（5）乙型肝炎抗原抗体检查提示乙肝表面抗体（HBsAb）阳性，说明曾经感染过乙肝病毒，目前机体有免疫力；除此之外的一项或多项结果阳性，均提示体内有乙肝病毒感染，应到专科门诊就诊，评估疾病情况，指导生育时机的选择。肝功能检查提示异常，说明有肝细胞受损，应到专科门诊就诊，明确肝细胞受损的原因，并进行相应的治疗，病情缓解后可根据肝功能恢复情况、疾病控制情况及用药情况选择合适的时机怀孕。

（6）甲状腺功能检查结果提示促甲状腺激素（TSH）高于或低于正常值，说明存在甲状腺功能异常。既往无甲状腺疾病病史者，建议转诊至内分泌科作进一步检查，以明确诊断；既往有甲状腺疾病病史者，应请内分泌科会诊，明确目前的疾病控制情况、用药情况，以评估目前是否适合怀孕。

（7）血清葡萄糖检查结果异常，说明存在糖耐量异常或隐性糖尿病的可能。既往无糖尿病病史者，应到内分泌科作进一步检查，以明确诊断；既往有糖尿病病史者，在血糖未得到满意控制之前应采取避孕措施,并请内分泌科会诊,明确目前的疾病控制情况,或在专科医师的指导下调整药物的种类或剂量,待血糖控制在正常范围内,并经医学评估适合妊娠时再怀孕。

（8）梅毒抗体筛查提示TPPA（梅毒螺旋体特异抗体试验,即确诊试验）阳性,说明感染过梅毒螺旋体。此时如果有RPR（类脂质抗体试验,即筛选试验）阳性,应转至专科进行规范的抗梅毒治疗,治愈后还需随访2年,在此期间应采取避孕措施。

（9）TORCH检查结果提示IgM抗体阳性,说明近期感染过相应的病原体,应进行治疗,待抗体转阴后方可怀孕；如仅表现为IgG抗体阳性,说明曾经感染过相应的病原体,但对目前的怀孕没有影响。

（10）妇科超声检查结果异常,应到妇科就诊,由医师判断其对怀孕的影响以及是否需要治疗。若超声检查提示子宫肌瘤,应根据肌瘤的大小、部位、生长情况进行综合评估,如肌瘤超过4～5cm或对子宫内膜造成压迫,或肌瘤生长较快,应先进行肌瘤剔除术；如肌瘤较小,对子宫内膜无明显影响的,则可以先试孕。

29 为什么孕前要到口腔科检查牙齿

龋齿和牙周炎是常见的口腔慢性炎症性疾病,如果平时存在这些口腔疾病,一旦妊娠,就会引起机体抵抗力下降,导致以上牙病发作。俗话说:"牙疼不是病,疼起来要你命。"牙痛会影响孕妇的营养和休息,此时又不能随便用药；细菌还有可能经血液、胎盘感染胎儿,影响胎儿的发育。重症牙周炎孕妇早产、低出生体重儿的发生率比正常孕妇高得多,胎儿先天性心脏病、智力低下的发生率也可能会增加。因此,口腔疾病与生育有关,计划怀孕前应到口腔科检查,发现问题积极治疗。

30 女性孕前为什么要检测风疹病毒

目前孕前检查中有一项叫做"TORCH"的检查项目，主要由弓形虫、风疹病毒、巨细胞病毒等检查内容构成。风疹又称德国麻疹或三日麻疹，是由风疹病毒引起的急性呼吸道传染病，通过飞沫传播，出疹数天后可在患者的眼、鼻、口腔分泌物中分离出病毒。女性妊娠早期感染风疹病毒后可引发流产、死胎，其新生儿可出现先天性风疹综合征，包括心脏畸形、白内障、青光眼、听力障碍和智力发育不全等。

计划再生育的女性孕前应做血清风疹病毒IgG抗体检测。如果风疹病毒IgG抗体阳性，说明已经具备免疫力，无须再做其他风疹病毒抗体的相关检测，也不要注射风疹疫苗。如果风疹病毒IgG抗体阴性，要进一步检测IgM抗体。如果IgM抗体阳性，提示近期感染，暂不能怀孕（目前暂无特效药物治疗），1个月后复查IgM，待其转阴后再考虑怀孕。

风疹病毒IgM和IgG抗体均为阴性者，应该详细询问月经史，排除妊娠及妊娠的可能性后再接种风疹疫苗，接种疫苗3个月后可以怀孕。疫苗接种后产生的抗体可终身免疫。

31 巨细胞病毒感染是怎么回事

巨细胞病毒在人群中的感染广泛，且通常呈隐性感染，多数感染者无临床症状。但在一定的条件下，巨细胞病毒可侵袭多个器官和系统，从而产生严重的疾病，如病毒可侵及肺、肝、肾、唾液腺、乳腺或其他腺体，也可侵及多核白细胞和淋巴细胞，患者可长期或间歇性地从唾液、乳液、汗液、血液、尿液、精液、子宫分泌物中排出病毒，并通过口腔、生殖道、胎盘、输血或器官移植等多途径传播。

妊娠女性感染巨细胞病毒后可通过胎盘侵袭胎儿,引起胎儿先天性感染。若在怀孕3个月内感染巨细胞病毒,可导致胎儿畸形,如脑软化、脑积水、小头畸形、智力低下、唇腭裂、耳聋和视网膜脉络膜炎等,孕妇流产、早产、胎死宫内的发生率也大大增加,其新生儿可发生黄疸、肝脾肿大、血小板减少性紫癜及溶血性贫血,存活者常遗留永久性智力低下、神经肌肉运动障碍、耳聋和视网膜脉络膜炎等。

巨细胞病毒感染目前尚无疫苗可预防,故计划怀孕时要做巨细胞病毒IgM和IgG筛查。如果巨细胞病毒IgG阳性、IgM阴性,可以怀孕,但孕后出现感冒症状要考虑巨细胞病毒继发感染的可能性,应做IgG亲和力指数及IgM检测;如果IgG阴性、IgM阴性,也可以妊娠,但应注意预防孕期原发感染。如果巨细胞病毒IgG阴性、IgM阳性,或IgG阳性、IgM阳性,都提示近期感染了病毒,暂不能妊娠,应该及时就医治疗,经复查提示痊愈后再妊娠。

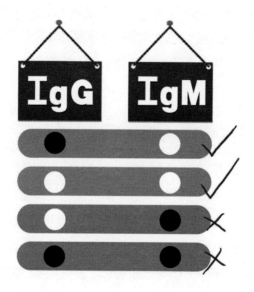

32 孕前发现感染了弓形虫怎么办

弓形虫感染是一种人畜共患性寄生虫疾病，有140多种哺乳动物和一些鸟类身上有弓形虫，猫、狗等动物是主要传染源。人感染弓形虫的途径是：①食用了未熟的动物肉或奶制品；②与猫、狗等动物密切接触；③接触了猫、狗等动物粪便污染的水果、蔬菜或泥土。

轻型感染者常无症状，但血清中可查到抗体；重型感染者可引起高热、肌肉或关节疼痛、淋巴结肿大等。孕妇通过胎盘导致宫内感染者可引起流产、早产、死胎，胎儿出生后可出现一系列中枢神经系统症状以及眼、内脏的先天性损害，如小头畸形、无脑儿、智力低下、失明等。

计划妊娠时，女方应做血清弓形虫IgG和IgM筛查，有动物接触史或生食习惯者应作为重点筛查对象。如果弓形虫IgG阳性、IgM阴性，可以怀孕；如果IgG和IgM都为阴性，也可以怀孕，但为易感人群，应注意个人卫生，避免接触动物，不食用未熟的肉或奶制品。如果IgG和IgM都为阳性，或者IgG阴性、IgM阳性，都提示近期感染了病毒，暂不能怀孕，应及时就医治疗，经复查提示痊愈后才可以怀孕，同时要注意将家中的宠物隔离，并带其体检，注射相应的防疫针。

33 孕前发现宫颈分泌物衣原体阳性怎么办

衣原体是大小介于细菌与病毒之间的一种病原体。衣原体引起的泌尿生殖道感染为常见的性传播疾病，临床表现为腰酸，白带多、呈脓性，下腹隐痛，也可出现尿频、尿急、尿痛等尿路感染症状；妇科检查可见宫颈充血水肿，触之易出血，宫颈管黏液增多且呈脓性；宫颈分泌物检查提示衣原体阳性。衣原体感染可引起不孕、异位妊娠、子宫内膜炎、盆腔炎；如怀孕，可能造成流产、早产、胎膜早破、宫内感染，通过阴道分娩的新生儿可发生衣原体结膜炎、肺炎、中耳炎等。

如孕前检查发现衣原体阳性，应积极治疗，等治愈后再怀孕；如果治疗时所用的药物对胎儿有影响，应等药物影响消除后再怀孕。

治疗时可选用红霉素、阿奇霉素或多西环素。需要注意的是，衣原体感染属于性传播疾病，故男方也要同时进行治疗。

34 再孕前男性要检查哪些项目

（1）精液检查：检查精液的量、颜色、黏稠度、液化情况、pH以及精子的密度、活动力、形态等，可以预知精子是否有活力，或是否少精、弱精。精液异常会直接影响女性的受孕以及胎儿的发育，因此精液的质量是实现优生优育的先决条件。

（2）泌尿生殖系统检查：男性泌尿生殖系统的问题对优生优育也有影响，通过检查，可以了解男性是否存在隐睾、睾丸炎、鞘膜积液、斜疝、尿道流脓等情况，是否患有梅毒、艾滋病等影响生育的一系列疾病，如果有以上情况，一定要提前进行全面的治疗。

（3）血液检查：血液检查的重点是了解有无传染病，包括肝炎、性病等，因为这会影响到配偶及下一代；如有需要，还要检查染色体。

35 性病对生育有哪些影响

性病是性传播疾病的简称，是指主要通过性行为或类似性行为的接触而传播的疾病，其传播途径除了性交外还包括日常生活的密切接触或医源性传播（如输血等）。广义的性病包括艾滋病、梅毒、淋病、尖锐湿疣、泌尿生殖道衣原体感染、滴虫性阴道炎、生殖器疱疹、软下疳、性病性淋巴肉芽肿、腹股沟肉芽肿等，其中梅毒、淋病、尖锐湿疣、生殖器疱疹、泌尿生殖道衣原体感染是临床上较为常见的性病。

性病对人体的危害是多方面的，它可以直接损害生殖系统，或使机体的健康状况明显下降，甚至导致死亡，这些都将对生育功能构成严重威胁。有的性病患者即使怀了孕，也会引起流产、死胎、早产或娩出先天性性病患儿，严重影响人口质量。女性怀孕后如果发现患有性病，应及时去专科医师处咨询能否继续妊娠，必要时可终止妊娠。

36 孕前发现得了性病怎么办

一旦发现得了性病，就要及时进行治疗，治愈后才能怀孕。不同的性病因为其病原体不同，处理方法也有所不同。

（1）淋病：淋病是由淋病奈瑟菌（革兰阴性双球菌）引起的泌尿生殖道化脓性感染，主要通过性交传播，少数通过接触含菌衣物及消毒不彻底的检查器械等间接传播。传染上淋病后，女性主要表现为阴道内有大量脓性分泌物，并发附件炎、盆腔炎时可有下腹痛；男性可出现尿道口脓性分泌物、排尿淋沥不畅等尿路感染症状。妊娠早期发生淋球菌感染可导致流产；妊娠晚期发生淋球菌感染，易引起绒毛膜羊膜炎，导致胎膜早破、胎儿宫内感染和早产，宫内感染易致胎儿生长受限、胎儿窘迫和死胎。新生儿感染淋病后可发生淋菌性眼结膜炎、肺炎，甚至发生败血症。因此，一旦泌尿生殖道淋球菌感染的诊断明确后，就要及时、足量、规范地使用抗生素。以前青霉素是淋病的首选药物，但因为目前耐青霉素菌株较多,所以首选第三代头孢菌素,如头孢曲松、头孢克肟,对头孢菌素过敏者可选用阿奇霉素。

(2)梅毒:梅毒是由梅毒螺旋体感染引起的慢性全身性传染病,也是常见的性病之一。早期梅毒主要表现为硬下疳、硬化性淋巴结炎、全身皮肤黏膜损害(如梅毒疹、扁平湿疣、脱发以及口腔或生殖器黏膜红斑、水肿、糜烂等,表现为无痒无痛的溃疡);晚期梅毒主要表现为永久性皮肤黏膜损害,并可侵犯心血管、神经系统等重要组织器官而危及生命。性接触为梅毒的主要传播途径,约占95%。孕妇感染了梅毒后可通过胎盘传染给胎儿,引起胎儿的先天性梅毒。未经治疗者在感染梅毒后1年内最具传染性,随病期延长传染性逐渐减弱,病期超过10年者基本无传染性。偶尔也可通过接触带有梅毒螺旋体的污染物等间接感染,少数可通过输血感染。梅毒的治疗首选青霉素,对青霉素过敏者可选用红霉素或阿奇霉素。梅毒治愈后最好避孕2年再怀孕。现在要求所有的孕妇均应在首次产检时进行梅毒血清检查,如发现有梅毒,妊娠早期青霉素治疗有助于避免胎儿感染。

(3)尖锐湿疣:尖锐湿疣是由人乳头瘤病毒(HPV)感染引起的鳞状上皮增生性疣状病变。引起HPV感染的高危因素有过早性交、多个性伴侣、免疫力低下、高性激素水平、吸烟等。尖锐湿疣也可与多种性传播疾病共存,如淋病、梅毒、滴虫性阴道炎、衣原体感染等。尖锐湿疣主要通过性交传播,也可通过污染的衣物、器械等间接传播。HPV感染的孕妇所生的孩子也可能感染乳头瘤病毒,引起口喉乳头状瘤,但其传播途

径是宫内感染、产道感染还是产后感染尚不清楚。大部分人感染HPV后通过机体的免疫功能可将其清除，少数人可演变为尖锐湿疣。尖锐湿疣通常累及生殖道（男女均可累及）皮肤黏膜如舟状窝附近、大小阴唇、肛门周围、阴道前庭、尿道口，也可累及阴道及宫颈。50％～70％的外阴尖锐湿疣可伴有阴道口尖锐湿疣，典型者初起为小而尖的丘疹，质稍硬，孤立、散在或成簇分布，呈粉色或白色；或为微小散在的乳头状疣，柔软，其上有细的指样突起，病灶逐渐增大增多，也可互相融合成鸡冠状或菜花状，顶端可有角化或感染，表现为溃烂、湿腻。尖锐湿疣是HPV与机体的免疫因素相互作用的结果，1％～3％的患者病变可自然消退，部分患者病变持续存在，也可进一步发展。

妊娠期由于细胞免疫功能下降，肾上腺激素水平增高，局部血液循环丰富，尖锐湿疣可快速生长，表现为体积增大、数量增多，甚至可发生巨大湿疣而阻塞产道。此外，妊娠期尖锐湿疣比较脆弱，阴道分娩时易导致大出血。产后尖锐湿疣可迅速缩小甚至自然消退。因此，孕前发现尖锐湿疣应及时治疗。如果在妊娠时发生，病灶小者可暂时观察，病灶较大者可采用物理方法治疗，但最好在怀孕3个月以后进行。病灶较大阻塞产道或经阴道分娩可能导致大出血者，可考虑剖宫产分娩。

第二章

出生缺陷

37 什么是出生缺陷

出生缺陷是指婴儿出生前就已经存在的身体结构、功能或代谢异常,这些异常可于出生时立即显现,也可于出生后一段时间内逐步显现。出生缺陷的发生原因十分复杂,涉及多个方面,大多与遗传物质(染色体和基因)异常有关,而染色体和基因缺陷可由一方的生殖细胞异常引起,也可因胚胎发育中的基因突变所导致。有些出生缺陷是由于母体在怀孕前或怀孕过程中受到物理、化学、生物等外界环境因素的影响而引起的,少数是因为母体本身疾病等原因造成的,约65%的出生缺陷是遗传因素与环境因素共同作用的结果。

38 为什么说预防出生缺陷非常重要

中国是世界上出生缺陷高发的国家之一,并且出生缺陷率呈逐年上升趋势。监测数据显示,中国每年有20万～30万肉眼可见的先天畸形儿出生,加上出生后数月和数年才显现出来的缺陷,先天残疾儿童的总数高达80万～120万。

我国每年因神经管畸形患儿造成的经济负担超过了2亿元,先天愚型的治疗费用则超过了20亿元。如果每个先天性心脏病患儿都得到诊治,每年的治疗费将高达120亿元。因此,出生缺陷造成的家庭和社会负担十分沉重,会影响国民经济的发展。基于此,当前迫切需要在全民中大力普及预防出生缺陷的科学知识,积极广泛地推动出生缺陷的预防工作,尽快形成经常性工作机制,有效减少出生缺陷的发生。

39 什么是出生缺陷的三级预防

为减少出生缺陷的发生,世界卫生组织(WHO)提出了出生缺陷的三级预防策略。

(1) 一级预防:一级预防是指在孕前及孕早期(又称为围孕期)阶段进行综合干预。这是防止出生缺陷的第一道防线,具体措施包括:①避免近亲结婚生育和大龄生育;②孕前3个月(至少1个月)至孕后3个月补充叶酸(可以有效预防神经管畸形的发生);③食盐加碘(可预防地方性克汀病);④孕前3个月接种风疹疫苗;⑤孕早期早发现和早治疗糖尿病等疾病;⑥远离毒品,戒烟戒酒;⑦严格掌握用药指征,注意孕期用药安全;⑧做好女工保健,避免接触有害物质;⑨孕前进行遗传咨询和遗传学检查。

(2) 二级预防:二级预防是指在孕期进行产前筛查和产前诊断,做好孕产妇保健。这是防止和减少出生缺陷的第二道防线,具体措施包括:①产前进行血清甲胎蛋白检查,筛查神经管畸形等;②孕9～13周进行唐氏综合征筛查;③孕11～13周做B超测量胎儿颈项透明层(NT),进行染色体病筛查;④孕16～24周做B超,筛查约80%的体表和内脏畸形;⑤孕19～23周行羊膜腔穿刺做羊水检查,进行染色体病诊断;⑥孕期用药注意胎儿安全。

(3) 三级预防:三级预防是指及早发现和治疗出生缺陷儿,尽量改善其预后。这是最大限度地减轻出生缺陷危害、提高患儿生活质量的第三道防线,具体措施包括:①筛查新生儿先天性代谢性疾病,进行早期干预。②筛查新生儿听力,对先天性耳聋早期发现早期干预,减轻残疾程度。③通过规范体检,及早发现出生缺陷儿的畸形缺陷(如髋关节脱位、马蹄内翻足、先天性心脏病、唇腭裂等),适时进行手术治疗。如唇腭裂患儿出生时无法吸吮,喂养困难,1岁后发生语言功能障碍,对这些孩子要尽早进行

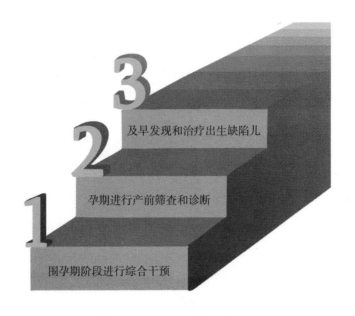

及早发现和治疗出生缺陷儿

孕期进行产前筛查和诊断

围孕期阶段进行综合干预

手术修复,越早治疗效果越好。

在三级预防策略中,一级预防是最有效的预防措施,尤其重要。

40 先天性疾病都是遗传引起的吗

先天性疾病是指在出生之前就已经形成或已有表现的疾病,其病因有遗传性的和非遗传性的。遗传性的先天性疾病是指父母亲复制子代的遗传信息和密码时出现了问题,导致子代产生遗传上的缺陷;非遗传性的先天性疾病多由于母体在怀孕时受到化学因素(如毒品)、物理因素(如放射线)、生物因素(如病毒)的影响而损害到胎儿,导致胎儿生长发育异常,成为出生缺陷儿。如母亲在怀孕时受到风疹病毒的感染,其新生儿可发生先天性白内障、先天性心脏病、先天性耳聋等,这些疾病与遗传无关,但在出生之前就已经形成了,也属于先天性疾病。

41 什么是遗传性疾病

遗传性疾病是指上一代在复制下一代时,把数量、结构和功能异常的遗传物质(信息和密码)传递给了下一代,使下一代产生与遗传有关的疾病。遗传信息和密码是以基因的形式表达的,基因是最小的遗传单位,成千上万对基因负载在染色体上。正常人有46条(23对)染色体,其中一半来自父系,一半来自母系,这样一代一代复制下去。如果某些人的遗传信息和密码本身就有错误或在复制过程中出错(即基因突变),那么他们的下一代就会发生遗传性疾病。

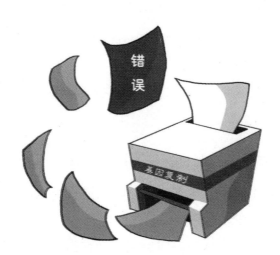

42 遗传性疾病如何分类

(1) 染色体病:人类体细胞核中有23对(46条)染色体,其中第1~22号为常染色体,第23号(即X和Y)为性染色体。由染色体的数目和结构异常所导致的疾病称为染色体病,目前已知的染色体病有400多种。染色体病又可分为常染色体病和性染色体病两大类。如常见的唐氏综合征（即21-三体综合征）就是常染色体病，是第21号染色体上多了一条染色体所导致的。

（2）单基因病：人类体细胞核中的染色体是成对的，其上的基因也是成对的，如果一个或一对等位基因出现了问题，其产生的疾病就称为单基因病。目前已经发现有3550多种单基因病。

（3）多基因病：一些遗传性状或遗传性疾病不是由一对基因所控制的，而是由多对基因造成的，这些疾病则称为多基因病。这些基因没有显性和隐性的关系，因此同样的病，由于其所涉及的致病基因数目不同，病情的严重程度也可有明显差异。如唇裂就有轻有重，重的可同时伴有腭裂。现在认为多基因病是遗传因素和环境因素共同作用的结果。常见的多基因病有高血压、先天性心脏病、哮喘、精神分裂症、癫痫、唇腭裂等。

43 什么情况下应进行遗传咨询

遗传咨询俗称遗传询问、遗传指导，是指由从事医学遗传的专业人员、医师对遗传性疾病和先天畸形患者及其亲属提出的有关疾病的病因、遗传方式、诊断、预防或预后等问题，以及对同胞、子女的发病风险进行评估，并提出建议和指导，供患者及其亲属参考。遗传咨询并不是每对夫妇都必须选择的，但本着优生优育的目的，为了对遗传性疾病做到早预防、早发现，降低下一代遗传性疾病的发生率，有下述情况之一的夫妇，应主动到优生遗传咨询门诊进行咨询：

（1）夫妇双方或家系成员中有某些遗传性疾病或先天畸形患者。

（2）曾生育过多发畸形、智力低下患儿者。

（3）夫妇一方或双方有不明原因的智力低下或先天畸形的。

（4）有非妇科性反复流产、习惯性流产史或不明原因的死胎史者，或不孕的女性及其丈夫。

（5）夫妇一方或双方确诊为染色体畸变的。

（6）常规检查或常见遗传性疾病筛查发现异常者。

（7）夫妇一方或双方有致畸物质或放射性物质（如放射线、核素等）接触史，或有铅、磷、汞等毒物或化学制剂接触史者。

（8）夫妇一方或双方为两性畸形患者。

（9）35岁以上的高龄孕妇。

（10）近亲婚配的夫妇。

（11）孕期服用过致畸药物者。

（12）怀孕后患羊水过多症者。

44 什么是神经管畸形

神经管畸形是早期胚胎发育过程中神经管闭合不全所引起的中枢神经系统畸形，也是我国最严重和最常见的出生缺陷之一，临床上主要表现为无脑、脊柱裂和脑膨出。其中无脑儿在出生后很短时间内就死亡了，脊柱裂的存活率较低，而且需要实施脊柱裂吻合术，甚至需要多次手术，有的脊柱裂患儿尽管存活下来，但也是终身残疾，如下肢瘫痪、大小便失禁和智力低下等。

神经管畸形是一组多因素疾病，是遗传因素和环境因素共同作用的结果。环境因素包括妊娠早期接触化学物质、放射线、药物，或感染、营养缺乏等，其中叶酸缺乏可能是导致神经管畸形的重要原因之一。

由于神经管畸形的危害极大，故应有效地预防神经管畸形儿的出生。其主要预防措施如下：

（1）围孕期服用叶酸制剂：叶酸缺乏是发生神经管畸形的危

险因素,孕妇缺乏叶酸可影响胎儿的细胞分裂增殖,使胎儿发生出生畸形,其中以神经管畸形最为严重。所以,计划怀孕的女性在孕前和孕早期增补叶酸对于预防胎儿神经管畸形的发生具有重要意义。建议在医师的指导下,一般从怀孕前3个月开始,每日服用1片(通常为400μg)叶酸增补剂;怀孕后头3个月为每日1～2片(400～800μg)。

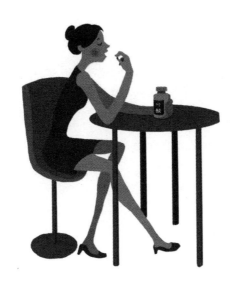

（2）产前监测:经产前诊断可以及早发现胎儿异常,及早终止妊娠,以防止神经管畸形儿的出生。

如在妊娠15～28周进行超声检查,即可实时观察胎儿的各个部位及脏器。B型超声,特别是彩色多普勒超声和三维超声,对神经管畸形的诊断均能起到重要作用,各类神经管畸形都有其特殊的超声显像。无脑畸形的产前B超诊断率最高,其次为脊柱裂和脑膨出,而脊柱裂和脑膨出又以脊髓外翻和脑膜脑膨出最易诊断。但超声监测也有一定的局限性,除无脑畸形外,其余神经管畸形的确诊率都无法达到100%,而且只有胚胎发育到一定阶段时才能检测到。对于超声、羊水等检查高度怀疑有神经管畸形者可行胎儿镜检查,以进一步提高确诊率。

对于高危人群,孕期及时做超声、血清及羊水标志物等检查,把握好各个环节,可最大限度地降低神经管畸形儿的出生率。

45 什么是唐氏综合征

唐氏综合征又称21-三体综合征或先天愚型,是最常见的染色体病,由21号染色体数目异常所致。患者表现为身材矮小,肌张力低,颈椎脆弱,头部较常人短,并有特殊面容(眼距宽,眼角上挑,舌头外伸),耳朵上方朝内侧弯曲,脖子粗壮,手掌较宽,手指较短,具断掌纹路(通贯手),半数以上患者合并先天性心脏病,所有患者均有智力低下,智商通常在25～50之间。

在新生儿中,唐氏综合征的发病率为1/800～1/750,男性多于女性。男性患者一般无生育能力,少数女性患者可以怀孕,但再生唐氏综合征患儿的风险明显增加。

46 哪些夫妇容易生出唐氏综合征患儿

年龄过小的孕妇及高龄孕妇都会有较高的概率生出唐氏综合征患儿。卵子形成过程中染色体不分离现象会随孕妇年龄的增长而增加,孕妇在20～34岁之间,胎儿唐氏综合征的患病率为1/1250,到35岁时为1/400,到40岁时为1/106,到45岁时为1/25,到49岁时为1/11,可见,孕妇的年龄越大,生出唐氏综合征患儿的风险也越大。

曾生过唐氏综合征患儿的夫妇,再生患儿的风险率增高,因此再孕时应咨询专科医师,做好产前诊断。

另外,唐氏综合征的发病率与生活、教育水平或家庭背景等并没有直接关系,也不受种族、肤色、气候、文化、宗教或其他因素的影响。

47 诊断唐氏综合征目前有哪些检查方法

(1) B超检查:在妊娠9~13周,可通过B超测量胎儿颈项透明层(NT)厚度来筛查唐氏综合征等染色体病,62%~80%的先天愚型胎儿可表现出颈项透明层增厚(大于3mm)。

(2) 产前筛查:孕早期筛查时间为10~14周,孕中期筛查时间为16~21周。通过检测母体血清中与妊娠相关的几项指标,可结合预产期、体重、年龄和孕周作出风险评估。

(3) 遗传学检查:在妊娠19~23周做羊膜腔穿刺,对羊水中胎儿细胞进行染色体核型分析,可以对唐氏综合征作出明确诊断。也可做胎儿脐静脉穿刺,取脐静脉血进行染色体核型分析。

48 婴儿智力低下是哪些原因造成的

智力低下(MR)是指在发育时期内,智力明显低于同龄水平,同时伴有适应性行为缺陷的一组疾病。智商(IQ)低于人群均值两个标准差(人群的IQ均值定为100,一个标准差的IQ值为15),一般IQ值在70(或75)以下即为智力明显低于平均水平。适应性行为包括个人生活能力和履行社会职责两方面。

婴儿智力低下有多种,总的可以分为真性智力低下和假性智力低下两种。假性智力低下与营养、疾病及环境因素有关,患儿虽然有智力发育迟缓,但是神经系统没有明显的损害,在消除致病因素后智力会恢复到正常水平。真性智力低下多与遗传有关,但如能早期识别和治疗,智力还有恢复的希望。婴儿智力低下的

原因大致有以下几种:

（1）遗传因素:这是导致重度智力低下的主要原因之一,如唐氏综合征又称先天愚型,是由于染色体异常造成的;先天性甲状腺功能减退症又称呆小病,是由于甲状腺发育异常不能合成甲状腺激素,影响了大脑发育所致;苯丙酮尿症是由于酶的缺陷,使摄入的苯丙氨酸代谢受阻引起的脑细胞功能障碍;猫叫综合征也是由染色体异常所致。

（2）病毒感染:妊娠后头4个月感染风疹、流行性感冒(简称流感)和其他病毒性疾病对胎儿的危害极大,可造成胎儿的先天畸形和智力障碍。

（3）环境因素:孕妇缺碘是影响胎儿正常发育的重要因素之一。放射线,无论是X线还是其他放射线,均可使胚胎发育受到影响,受影响的程度取决于放射线的种类和剂量、受照射时所处的发育阶段和胚胎对放射线的敏感性。噪声污染的影响主要表现在对胎儿发育、胎儿反应以及致畸作用等方面。重金属(如铅)含量过高容易发生不孕、自然流产、生出低出生体重儿,胎儿出生后则有发育迟缓、智力低下等表现。另外,难产(如产钳分娩)可导致胎儿颅脑损伤和缺氧,也是引起智力低下的原因之一。

（4）营养不良:孕期营养不良是宫内胎儿生长迟缓的主要原因之一。凡母亲营养不良者,小儿体格发育均明显迟缓,这类小儿常伴有智力低下、行为障碍或其他方面的障碍。

预防智力低下的根本途径是不断加深对智力低下病因学的研究,只有针对病因采取措施,才能预防和减少智力低下的发生。

49 什么是脑积水

脑积水是脑脊液的循环吸收发生障碍,导致脑脊液过多,扩大了正常脑脊液所占有的空间,从而继发颅内压增高、脑室扩大的总称。脑积水主要表现为婴儿出生后数周或数月后头颅快速、进行性增大。正常婴儿在6个月内头围每月增加1.2～1.3cm,而脑积水患儿的头围增加则为正常婴儿的2～3倍,表现为头颅呈圆形,额部前突,头穹隆部异常增大,前囟扩大隆起,颅缝分离,颅骨变薄甚至透明,叩诊时可出现"破壶声"征。

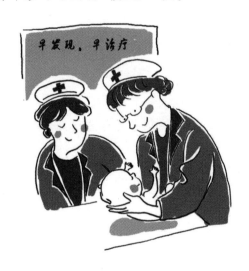

脑积水的病因较为复杂,至今尚不十分清楚,但根据其流行病学分布特征和遗传学特点,提示本病是遗传因素和环境因素共同作用所致的多基因病,有些病例通过家系调查提示可能属于X性连锁遗传。

（1）脑积水的病因:脑积水的发生可能与下列因素有关:①先天畸形（约25％）:如中脑导水管狭窄、隔膜形成或闭锁,室间孔闭锁畸形（第四脑室正中孔或侧孔闭锁）,脑血管畸形,脊柱裂,小脑扁桃体下疝等。②胎儿宫内感染（约20％）:如各种病毒、原虫和梅毒螺旋体感染性脑膜炎未能及早控制,增生的纤维组织阻塞了脑脊液的循环孔道;或胎儿颅内感染使脑池、蛛网膜下腔和蛛网膜粒粘连闭塞。③出血、肿瘤和其他（约35％）:如颅内出血引起纤维增生、产伤导致颅内出血吸收不良等；颅内肿瘤可阻塞脑脊液循环的任何一部分，较多见于第四脑室附近或脉络丛；其他如某些遗传性代谢病、围产期及新生儿窒息、严重的维生素A缺乏等。

（2）脑积水的预防：为了减少脑积水患儿的出生和提高人口健康素质，除应采取病因研究外，还应进行婚前检查，严禁近亲婚配，开展遗传咨询，特别是对已经怀过或生育过脑积水患儿的夫妇。先天性脑积水的发生与胎儿期某种维生素缺少或过多有关，还与双亲的遗传因素有关，因此，适当正确的饮食调节、非近亲婚配可降低脑积水的发病率。常言道"头大聪明"，这常使一些家长对头颅异常增大的患儿抱有侥幸心理，因而常常延误病情，认识本病后应引以为戒。预防脑积水发生的关键是消除胎儿形成前的危险因素和胎儿期、围产期导致本病的因素，具体措施如下：

1）加强产前早期诊断，及早终止妊娠，预防脑积水患儿的出生：加强产前早期诊断是预防脑积水患儿出生的重要途径，因为明显的脑积水在孕12～18周即可通过B超查出，所以要加强B超在产前诊断中的应用，一旦发现脑积水胎儿，及早终止妊娠，降低先天性脑积水患儿的出生率。

2）宣传优生知识，减少胎次：据有关资料表明，脑积水的发生率可因母亲产次的增加而升高，两胎以上者脑积水的发生率明显上升。因此，宣传优生知识，减少胎次，是预防脑积水患儿出生的途径之一。

3）提倡适当年龄生育：据有关资料显示，脑积水的发生率有随孕妇年龄增加而递增的趋势。一般25～29岁组发生率最低，且差异无显著性；30岁以后其发生率就有递增的趋势。因此，提倡适当年龄生育对预防脑积水的发生有一定意义。

4）加强优生教育，提高人口文化素质：据有关统计资料显示，脑积水的发生与孕妇的文化程度有关，孕妇的文化程度越低其发生率越高,文盲与半文盲的后代脑积水发生率最高。所以,在提高人口健康素质的同时还要提高人口文化素质,以增强群众对优生优育的接受能力和自我保健意识。

5)安全分娩,谨防窒息和产伤:孕妇一定要到环境条件较好的医院分娩,在分娩过程中不要拖延产程,谨防围产儿窒息和产伤,这是预防围产期脑积水发生的重要环节。

50 什么是尿道下裂

尿道异位开口于尿道腹侧称为尿道下裂。尿道下裂时,尿道的开口可发生于从会阴部至阴茎头间的任何部位,尿道口的远端、尿道与周围组织发育不全,形成纤维索牵扯阴茎,使阴茎弯向腹侧。先天性阴茎下弯者并不全有尿道下裂,但尿道下裂者都有不同程度的阴茎下弯。近年来有关尿道下裂的病因学研究概括起来包括以下几个方面:

(1)内分泌因素:部分病例存在雄激素受体和 5α 还原酶缺陷。也有人发现,在绒毛膜促性腺激素(HCG)刺激后,尿道下裂患者的雄激素增高反应明显低于正常对照组人群,提示尿道下裂患者的下丘脑-垂体-性腺轴不正常。

(2)激素水平异常:有研究表明,尿道下裂患者血雌二醇和雌酮水平增高,提示激素水平异常也可能是导致尿道下裂的原因之一。

(3)染色体异常:尿道下裂患者的染色体畸变率较正常人群明显增高,其中包括常染色体畸变及性染色体畸变。

(4)基因突变:有人发现尿道下裂患者存在雄激素受体基因、性别决定基因、5α 还原酶基因、抗苗勒管激素基因、CYP21B基因的突变。胚胎发育过程中,阴茎腹侧尿生殖沟的发育与融合受腺垂体和雄激素的影响,如果雄激素缺乏,尿生殖沟两侧皱褶的融合发生障碍,致使尿道腹侧壁缺损,尿道开口于阴茎腹侧正常尿道口后方,即形成尿道下裂。

根据尿道口的部位,可将尿道下裂分为阴茎头型、阴茎型、阴茎阴囊型及会阴型四型,其中以阴茎头型及阴茎型占多数。尿道下裂是外生殖器畸形,根据典型的临床表现和体格检查很容易确诊。严重的尿道下裂需行进一步的泌尿系统检查,如排泄膀胱尿道造影,以排除其他泌尿系统畸形。当尿道下裂合并双侧隐睾时要注意有无性别异常。

尿道下裂导致尿道口位置异常、阴茎弯曲,不能正常排尿和性生活者,均需手术治疗,以恢复阴茎的排尿和性交功能。从心理发育角度考虑,适宜的手术时机为6～15个月或3～4岁。尿道下裂的手术方法虽然很多,但仍无一种理想的、适用于各种类型尿道下裂的手术,应结合患者的年龄、病变类型、有无合并阴茎下弯以及医师对术式的理解和经验来选择手术方法。但无论采用何种方法,都有可能发生术后并发症,最常见的是尿道瘘和尿道瘢痕增生狭窄,其他还有阴茎下弯复发、尿道狭窄、尿道憩室等。针对尿道下裂,目前无明确的预防方法及药物。孕妇进行科学的围产保健和规律的产前检查有助于尿道下裂的早期发现。选择合适的手术时机和手术方式有助于患者的顺利康复。

51 什么是小儿脑瘫

脑瘫是出生前、出生时或婴儿早期的某些原因造成的非进行性脑损伤所致的综合征,主要表现为中枢性运动障碍和姿势异常,可伴有智力低下、惊厥发作、行为异常、感觉障碍及其他异常。尽管脑瘫的临床症状可随小儿年龄的增长和脑发育成熟而变化,但是其中枢神经系统的病变却是不可逆的。脑瘫的发生率在世界各地的报道不一,一般为活产新生儿的2‰～4‰。我国目前还没有准确的统计数字。但可以说,脑瘫是一种常见的残疾性疾患。

导致小儿脑瘫的原因有以下几种:

(1) 低出生体重儿(出生体重小于2500g):包括早产未成熟儿、足月小样儿。

(2) 先天性发育异常(包括各种原因引起的脑发育异常):约53％的四肢性瘫痪的脑瘫和约35％的非四肢性瘫痪的脑瘫由先天性发育异常所致。

(3) 脑缺血缺氧:约20％的脑瘫由窒息及产伤所致。导致脑缺血缺氧的因素有:①母亲因素,如母亲有妊娠高血压疾病、心力衰竭、大出血、贫血、休克或吸毒、药物过量等;②胎盘因素,如胎盘早剥、前置胎盘、胎盘坏死或胎盘功能不良等;③脐带血流阻断,如脐带脱垂、压迫、打结或绕颈等;④分娩过程异常,如臀位产、滞产、手术产(产钳分娩等)或应用麻醉剂等;⑤新生儿因素,除窒息外,还有许多心肺功能异常性疾病,如先天性心脏病、呼吸窘迫综合征、周围循环衰竭、红细胞增多症等。

(4) 胆红素脑病:此为脑瘫的重要原因。随着医学的进步,目前胆红素脑病引起脑瘫的比例正在下降。

52 如何预防小儿脑瘫

有人认为小儿脑瘫的运动障碍是非进行性的,等小儿长大后脑瘫自然也能缓解。然而,即使小儿脑瘫的运动障碍为非进行性的,如果不治疗等待其自然康复也是很困难的,而及时进行系统的、定期的治疗,则可有不同程度的好转。因此小儿脑瘫要及早发现及早治疗,不要寄希望于不治而愈。由于脑瘫预后不良,会给家庭和社会造成很大的负担,所以要做好脑瘫的预防工作。

首先是出生前,即从女方怀孕到分娩的这段时间内做好脑瘫的预防工作。女方怀孕后,胎儿的神经系统是早于其他系统发育的,因胎儿依赖母体生存,故孕妇的健康及营养状况对胎儿的生长发育极为重要,这就需要积极开展产前早期检查,做好胎儿预测,并进行围产期保健工作,防止胎儿发生先天性疾病。孕妇应戒除吸烟、饮酒、吸毒等不良嗜好,不要滥用麻醉剂、镇静剂等药物,避免流感、风疹等病毒感染,不要接触猫、狗等动物,避免接触有毒、有害物质,避免放射线及频繁的B超检查,最好少看电视和电脑。

有下列情况者应尽早做产前检查:①高龄孕妇(35岁以上)或高龄丈夫(50岁以上);②近亲结婚;③有不明原因的流产、早产、死胎及新生儿死亡史;④孕妇存在智力低下,或双方近亲有癫痫、脑瘫及其他遗传病史。若怀孕早期发现胎儿异常,应尽早终止妊娠。

其次是出生时,即分娩过程中的预防。产时因素引起的胎儿窒息和颅内出血是造成小儿脑瘫的又一个重要原因,因此,应预防早产、难产,提高医护人员的技术水平,认真细致地处理好分娩的各个环节,做好难产胎儿的各项处理,这是预防小儿脑瘫发生极为重要的一环。

最后是胎儿出生后的预防。在胎儿出生后1个月内要加强护理,合理喂养,预防颅内感染、脑外伤等疾病,一旦出现上述情况,应尽早去医院诊治。

53 什么是自闭症

自闭症在医学上称为孤独症,是一种由大脑病变所致的综合征,其主要症状包括人际关系隔离、语言困难及行为障碍等。美国儿科学会公布了11种最新的儿童自闭症特征：①当婴儿盯着父母或者照顾他（她）的人时，却没有表现出兴奋的反应；②5个月左右的孩子，不会发出交流的"咿呀"声；③不能辨认出父母的声音，当爸爸妈妈叫他（她）名字时没有反应；④不和别人进行眼神交流；⑤9个月后才发出"咿呀"声；⑥说话前很少配合手势，如挥动小手；⑦拿着某样东西，反复重复一个动作；⑧16个月大时还不能说出一个字；⑨1周岁时仍不会发出"咿呀"声，而且也不作任何交流性手势；⑩2周岁时仍不能说两个字的词语；⑪即使会说话了，也缺乏语言技巧。如果婴幼儿在成长过程中表现出以上特征，那么极有可能患上了自闭症。

目前导致自闭症的原因还不是很清楚，经过多年的临床经验和研究，有人总结出了以下几方面原因：

（1）遗传因素：遗传因素是自闭症的病因之一，约20％的自闭症患者，其家族中可找到有智力低下、语言发展迟滞和类似自闭症症状的人。此外，约10％的自闭症男童有染色体脆弱症。

（2）脑伤：怀孕期间某些因素导致大脑发育不全，分娩过程中早产、难产、新生儿脑伤，以及婴儿期感染脑炎、脑膜炎等疾病均可造成脑部伤害，也可能增加自闭症的发生率。

（3）病毒感染：女性怀孕期间如果发生病毒感染，也可能是导致自闭症的原因之一。例如怀孕期间可能受麻疹或流感等病毒的感染，使胎儿的脑部发育受到损伤而导致自闭症。

（4）新陈代谢疾病：新陈代谢疾病也可能是导致自闭症的病因。如苯丙酮尿症等新陈代谢疾病可造成脑细胞的功能失调和障碍，影响脑神经信息传递的功能，从而造成自闭症。

约3/4的自闭症患儿有智力落后，但这些患儿可以在某些方面有较强的能力。约20％的自闭症患儿智力正常，还有约10％的自闭症患儿智力超常，这些自闭症又称为高功能自闭症。多数患儿记忆力较好,尤其是在机械记忆方面有超常能力,如数字、人名、路线、车牌、年代和日期推算、速算能力、音乐等。部分患儿可见神经系统阳性体征,包括肌张力减退或增高、流涎、肌阵挛性抽搐、踝阵挛、手部或手指的失张力性姿势、表情肌瘫痪、斜视等。

对于自闭症,目前尚无人能证明其确切的病因,更无确切的临床治疗方法。近些年西医、中医、针灸疗法在自闭症的治疗方面取得了一定进展,但其疗效至今尚未得到国际认可。目前自闭症的治疗原则是:①早发现,早治疗,治疗年龄越早,改善程度越明显。②促进家庭参与,让父母也成为治疗的合作者或参与者。患儿本人、儿童保健医师、患儿父母及老师、心理医师和社会应共同参与治疗过程,形成综合治疗团队。③坚持以非药物治疗为主、药物治疗为辅,两者相互促进的综合治疗培训方案。④治疗方案应个体化、结构化和系统化,即根据患儿的病情因人而异地进行治疗,并依据治疗反应随时调整治疗方案。⑤在治疗、训练的同时要注意患儿的躯体健康,预防其他疾病。⑥坚持治疗,持之以恒。

54 自闭症患儿父母再生育时应注意哪些问题

很多自闭症患儿的家长都在为到底生不生第二胎的事情而烦恼。因为第一个孩子是自闭症,已经给家长的心理及家庭经济造成了巨大的负担,如果再生育一个,一方面害怕第二个孩子也是自闭症儿童;另一方面却抱有侥幸心理,希望有个健康的宝宝,因此,家长往往处于进退两难的纠结状态。根据目前研究机构最新的研究结果得知,有自闭症儿童的家庭,第二胎发生自闭症的概率为18.7%,也就是说,1000个自闭症患儿家庭中,其父母再生育的第二胎当中也有187人为自闭症患儿,这个概率还是比较高的。

在这样一个概率面前，家长就要根据家庭的实际情况和自身的心理承受力来作出选择，如果综合考虑之后下决心选择要第二胎的话，就不要反反复复地犹豫不决，要充分排解第二胎自闭症的心理压力，因为怀孕过程中心理压力过大，对胎儿的健康是非常不利的。

至于第二胎会不会也是自闭症患儿，或者想要生个健康的第二胎，单凭父母的决心是不够的，关键是要做好预防和保健工作。自闭症的成因比较复杂，同时自闭症有很多不同的症状，要清楚了解才能确认是否会影响到下一胎。第一胎是严重的自闭症患者，生育第二胎时还是要慎重考虑，所以建议到当地医院做一下夫妻全套孕前检查，最好和孩子一起做染色体及基因检测，还要对孩子完善染色体分析、基因扫描、遗传性代谢性疾病的筛查等，以排除这方面致病因素的可能。然后听听遗传科医师的分析与建议，创造优良的孕育条件，孕期按照医师的建议与指导进行定期产检等，这样就有可能孕育一个健康宝宝。

55 先天性心脏病可分为哪几类

先天性心脏病简称先心病，是胚胎发育时期（怀孕初期第2～3个月内）心脏及大血管的形成障碍而引起的局部解剖结构异常，或出生后应自动关闭的通道未能闭合（在胎儿属正常）所致，临床上以心功能不全、发绀以及发育不良等为主要表现。除个别小室间隔缺损在5岁前有自愈的机会外，绝大多数需手术治疗。

先天性心脏病主要根据血流动力学变化分为三型：

（1）无分流型（无青紫型）：此型在心脏左右两侧或动静脉之间无异常通路和分流，包括主动脉缩窄、肺动脉瓣狭窄、主动脉瓣狭窄、单纯性肺动脉扩张、原发性肺动脉高压等。此型在临床上不产生发绀。

（2）左向右分流型（潜伏青紫型）：此型是指心脏左右两侧的血液循环途径存在异常通道，如房间隔缺损、室间隔缺损、动脉导管未闭、主-肺动脉隔缺损以及主动脉窦动脉瘤破入右心或肺动脉等。平时由于心脏左半侧体循环的压力大于右半侧肺循环的压力，所以血液从左向右分流而不出现青紫；当啼哭、屏气或任何病理情况致使肺动脉或右心室压力增高，并超过左心室的压力时，则可使血液自右向左分流而出现暂时性青紫。

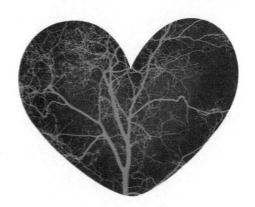

（3）右向左分流型（青紫型）：此型所包括的畸形构成了左右两侧心血管腔内的异常交通，如法洛四联症、法洛三联症、右心室双出口、完全性大动脉转位、永存动脉干等。由于右侧心血管腔内的静脉血通过异常交通分流至左侧心血管腔，大量静脉血注入体循环，故可出现持续性青紫。

先天性心脏病是胎儿时期心血管发育异常所致的心血管畸形，是小儿最常见的心脏病，其发病率约占活产新生儿的0.8％，其中约60％于1岁前死亡。其发病可能与遗传（尤其是染色体易位与畸变）、宫内感染、接触大剂量放射性物质和药物等因素有关。随着心血管医学的快速发展，许多常见的先天性心脏病得到了准确的诊断和合理的治疗，病死率已显著下降。

56 哪些原因可能导致先天性心脏病

先天性心脏病是遗传因素和环境因素等复杂关系相互作用的结果，下列因素可能影响到胎儿的发育而产生先天畸形：

（1）环境因素：影响胎儿发育的环境因素如下。

1）感染：妊娠后头3个月发生病毒或细菌感染，尤其是风疹病毒和柯萨奇病毒，胎儿先天性心脏病的发病率较高。

2）其他：妊娠后如出现羊膜的病变、胎儿受压、先兆流产，或孕妇年龄过大、营养不良，或孕妇患有糖尿病、苯丙酮尿症、高钙血症，或妊娠早期接触放射线或应用细胞毒性药物等，均有使胎儿发生先天性心脏病的可能。

（2）遗传因素：先天性心脏病具有一定程度的家族发病趋势，可能与父母的生殖细胞、染色体畸变有关。遗传学研究认为，多数先天性心脏病是由多个基因与环境因素相互作用所形成的。

（3）其他：有些先天性心脏病在高原地区多发，有些先天性心脏病有显著的性别间发病差异，说明出生地的海拔高度和性别也与它的发生有关。虽然先天性心脏病能查到病因的是极少数，但加强孕期保健，特别是妊娠早期积极预防风疹、流感等病毒性疾病，避免接触与发病相关的一切因素，对预防先天性心脏病具有积极意义。

57 先天性心脏病的高危因素有哪些

（1）有先心病的家族遗传史：临床上，兄弟姐妹、父母与子女均患先心病的情况并不少见，而且其疾病性质甚为近似。若母亲所生的第一胎患有先心病，则其第二胎患病的可能性为2%左右；若连续两胎皆为先心病患儿，其再生的胎儿患病的可能性将增至

10%左右。若母亲患有先心病,其子女患病的危险性约为10%。

（2）孕妇患有糖尿病:孕妇患有糖尿病未经治疗或病情未控制者,其胎儿发生先天性心脏病的危险性约为2%;如果妊娠早期病情控制稳定,则危险性下降。

（3）妊娠早期接触致畸物质:妊娠早期受到放射性物质(如X线、核素等)的过量照射,或接触致畸药物,如锂、苯妥英钠、类固醇等,都可导致胎儿先心病,其发病率达2%左右。

（4）病毒感染:女性怀孕后最初的3个月,特别是第3～8周,如遭到病毒感染,胎儿易发生心血管畸形,其中风疹病毒是引起胎儿先心病的罪魁祸首。此外,流感、流行性腮腺炎、柯萨奇病毒、疱疹病毒等也往往是小儿先心病的始作俑者。

（5）近亲婚配:近亲婚配是胎儿致畸而发生先心病的高危因素。

（6）不良嗜好:孕妇嗜好"吞云吐雾",或丈夫吸烟导致妻子被动吸烟,均可能使胎儿发生先心病。吸烟母亲所生婴儿发生先心病的概率是不吸烟母亲所生婴儿的2倍。另外,夫妻酒后同房受孕可使胎儿染色体发生异常,生下酒精中毒症患儿,大多数伴有心血管异常。

先心病的早期发现对优生优育至关重要。在妊娠第20～28周时,利用切面超声心脏扫描仪即可发现胎儿心脏有无缺损,还可发现胎儿有无腹水或水肿等情况,从而推测胎儿有无心脏畸形。

58 先天性心脏病患者生孩子有哪些风险

（1）对孕妇的影响:孕期的总血容量较非孕期增加30%～45%,血容量增加可引起心排出量增加和心率加快,使心脏负担加重,分娩时回心血量大大增加,极易发生心衰甚至死亡。同时,先心病患者分娩会增加剖宫产的机会。

（2）对胎儿的影响：心脏病患者妊娠后容易发生心功能恶化，流产、早产、死胎、胎儿生长受限、胎儿窘迫及新生儿窒息的发生率将明显增加。某些抗心脏病药物对胎儿也有潜在影响。某些先天性心脏病与遗传因素有关，先心病患者子代的再发风险较正常人群增加约5倍。

患有心脏疾病或具有心血管疾病潜在风险的女性，在打算生育之前应先评估心脏功能方可妊娠。可使用世界卫生组织危险分级方法进行评估，该分级将妊娠危险程度从低危到高危共分为四级：一级为低危患者，未发现孕妇死亡率增加；二、三级为高危患者，不宜妊娠；四级为极高危患者，孕妇死亡率高，应终止妊娠。

如果先天性心脏病患者经专科医师评估后能妊娠，须加强孕期保健，并进行产前诊断，评估子代再发先心病的风险。

59 什么是克汀病

克汀病又称呆小病，医学上称为先天性甲状腺功能减退症，是新生儿出生时缺乏甲状腺激素引起的。大约每4000个新生儿

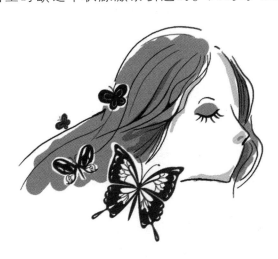

中会有一个克汀病患儿。若出生后数月不予治疗，严重的先天性甲状腺功能减退症可能会导致生长发育障碍及永久的智能障碍。其治疗方法为每天口服固定剂量的甲状腺素。现在通过新生儿筛检，能尽早发现本病并得到治疗。

在我国，克汀病最常见的病因是母体碘缺乏；而在大多数发达国家（已予补碘）和环境中有充足的碘的地区，则为其他已知或未知的因素所致。其他病因中最常见的是甲状腺本身的发育缺陷，导致甲状腺发育不全或不发育。发育不全的甲状腺可能会长在脖子较高的部位，甚至长在舌头的背面。甲状腺发育异常有些是遗传性的，有些则是偶发性的，找不出原因。克汀病可分为以下两种：

（1）散发性克汀病：由甲状腺先天性发育缺陷引起，系先天性甲状腺发育不良、异位或甲状腺激素合成途径中的酶缺陷所造成。

（2）地方性克汀病：多见于甲状腺肿流行的山区，由于这些地区水土和食物中缺乏碘，从而使母体饮食中缺碘而累及胎儿。

60 克汀病有哪些表现？如何筛查

克汀病的主要临床特点是智力低下，生长发育迟缓，生理功能低下。

患儿常为过期产，身长和头围可正常，前后囟大，胎便排出延迟，生后常常有腹胀、便秘、脐疝，易被误诊为先天性巨结肠，生理性黄疸期可超过2周。患儿常处于睡眠状态，对外界反应低下，并有肌张力低、吮奶差、呼吸慢、哭声低且少、体温低（常低于35℃）、四肢冷、末梢循环差、皮肤出现斑纹或有硬肿现象等。

克汀病患儿症状出现的早晚及其严重程度与残留的甲状腺组

织量及其功能有关。先天性无甲状腺或酶缺陷患儿在出生不久即可出现症状;而甲状腺发育不良患儿常常在出生后3～6个月时出现症状,偶有数年之后才出现症状的。

　　未经治疗的患者生育能力低下,即使怀孕,也容易出现自然流产与死胎等不良妊娠结局,而且难产、子痫前期、胎盘早剥、产后出血等风险大大增加,因此患者应在治愈后再妊娠。有家族遗传史者,生育克汀病后代的风险增高。

　　克汀病可通过以下途径进行筛查:

　　(1)新生儿筛查:1995年颁布的《中华人民共和国母婴保健法》已将该病列入筛查项目之一。多采用取出生后2～3天新生儿的干血滴纸片检测促甲状腺激素(TSH)浓度作为初筛,结果大于20mU/L时再检测血清甲状腺素(T_4)、TSH以确诊。该法采集标本简便,假阳性率和假阴性率较低,故为患儿早期确诊、避免神经精神发育严重缺陷、减轻家庭和国家负担的极佳防治措施。

　　(2)血清三碘甲状腺原氨酸(T_3)、T_4、TSH测定:血清T_4降低,TSH明显升高可确诊。血清T_3可降低或正常。

　　(3)X线检查:摄左手和腕部的X线片,评定患儿的骨龄。若患儿的骨龄明显落后于实际年龄即可诊断。

　　(4)核素检查:可了解患儿甲状腺的大小、形状和位置,从而评估其甲状腺的发育情况。

61 如何预防和治疗克汀病

　　(1)克汀病的预防措施包括:①积极预防地方性克汀病,多吃含碘食物;②进行孕前检查,排除自身免疫性疾病和家族性甲状腺激素合成障碍;③孕期避免放射性治疗或接触有毒物质;④孕前避免服用抗甲状腺药物;⑤克汀病患者的病情需在孕前得到控制,并在专科医师的指导下怀孕。

（2）克汀病应早期确诊,尽早治疗,以减少对脑发育的损害。一旦确诊,应终身服用甲状腺素,饮食中应富含蛋白质、维生素及矿物质。常用药物为甲状腺素片,建议用量为每天10～15μg/kg,用药数周后复查甲状腺素和促甲状腺激素,以确认疗效。随着患儿的成长,要定期复查甲状腺素和促甲状腺激素,随时调整用药剂量。一般来说,药物剂量会随着患儿的生长而加大。

医学上一般认为,克汀病患儿如果在2个月内发现,并给予及时治疗,终身服药,患儿的智力可基本正常;若在10个月后发现,经治疗后智商也只能达到正常的80%左右;大于2岁发现的,智力落后不可逆转。

62 唇腭裂是怎么引起的？有哪些类型

唇腭裂是最常见的先天性颜面部畸形,其发病率为1/1000～1/700,男性多于女性。唇腭裂属多基因遗传性疾病。

（1）唇腭裂的病因:主要包括遗传因素和环境因素两大类。其高风险环境因素包括孕早期风疹病毒感染、孕妇营养缺乏、服用某些药物（如抗癫痫药物、抗癌药物、激素等）、X线照射、营养不平衡（营养摄取过多或过少）等。遗传因素是指染色体中的多种不良基因。

（2）唇腭裂主要分为三类:①唇裂,即上唇处有裂开者,并可分为单侧性唇裂和双侧性唇裂;②腭裂,即口腔内的硬腭或软腭裂开;③唇腭裂,即裂缝由上唇延伸至口腔内的硬腭或软腭部分。

63 唇腭裂患者的孩子发病风险有多大

由于唇腭裂属于多基因遗传性疾病,故患者生育时存在遗传风险,妊娠后建议转诊至遗传咨询门诊。

唇腭裂患者生育下一代时其子女再发唇腭裂的风险取决于致病原因、畸形的严重程度等。单纯性腭裂或腭裂合并唇裂者生育下一代时其子女再发风险高,应在妊娠期进行产前诊断检查,具体见下表。

唇腭裂患者后代发生唇腭裂的风险表

双亲状况	第一位子女的唇腭裂发生率	第二位子女的唇腭裂发生率	第一、二位子女均发生唇腭裂的概率
双亲都正常	1/600(0.167%)		
双亲中有一位唇腭裂患者	1/20(5%)	1/20(5%)	
双亲都是唇腭裂患者	1/4(25%)	1/4(25%)	1/4(25%)

64 先天性耳聋是怎么造成的

先天性耳聋根据病因,可分为遗传性和非遗传性两大类;根据性质,又可分为传导性、感音神经性和混合性三类,以感音神经性耳聋为多见。

下列原因可能造成先天性耳聋:

(1)遗传因素:父母有先天性耳聋,其子女易患先天性耳聋,但并非所有的子女全是聋儿。另外,近亲结婚可造成先天性耳聋。胎儿耳组织发育畸形也会造成先天性耳聋,但可以通过手术矫正恢复听力。

(2)药物中毒:母亲孕期使用了耳毒性药物(如庆大霉素、奎宁等），药物可通过胎盘进入胎儿的身体，导致胎儿第八对脑神经受损而引发耳聋。母亲在孕期接受过深度麻醉的，也可造成胎儿的听力损害。

（3）疾病损害：父母一方患有性病，如淋病、梅毒等，生育下一代时可诱发先天性耳聋。母亲在妊娠3个月内受到风疹病毒、弓形虫等感染，病原体可经胎盘对胎儿构成威胁，引起内耳发育畸形而导致耳聋。新生儿出生时体重小于1500克，或母亲有高胆红素血症、产时严重窒息、化脓性脑膜炎等，均可导致先天性耳聋。

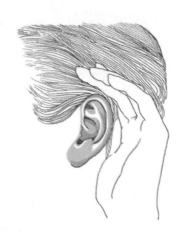

（4）妊娠及分娩过程异常：母亲孕期受到病毒感染，或患糖尿病、肾炎，或使用耳毒性药物（如氨基糖苷类抗生素），或分娩时有早产、难产、缺氧；新生儿发生溶血、胆红素脑病等，均可导致先天性耳聋。

65 遗传性耳聋能在孕早期检测出来吗

约5%的正常人可携带先天性耳聋基因，因此，不仅聋人会生出先天性耳聋患儿，就是听力正常的夫妇也会面临生育聋儿的风险。即使夫妻双方听力正常，但如果都携带有相同的耳聋基因的话，那么他们的后代出现耳聋的概率将达到25%左右。研究发现，曾生育过一个遗传性耳聋孩子的夫妇，如果要生育第二个孩子，理论上还有约25%的可能会生育出相同基因型的聋儿。但如果在女方怀孕第10周时进行产前诊断，即进行胎儿的基因筛查，就可以准确地预测胎儿出生后的听力情况，从而避免生育出相同基因型的聋儿。

家族中有先天性耳聋患者的年轻夫妇，在婚检或生育前可进行耳聋基因检查，有可能及早发现耳聋基因携带者，通过遗传优生指导可避免聋儿的出生。耳聋基因检查不仅能确定遗传方式，计算耳聋再发的风险，而且能对患者及其家庭成员的患病风险、基因携带风险、后代的再发风险作出准确的评估与解释。

66 多指（趾）并指（趾）畸形是否与遗传有关

多指（趾）并指（趾）是最常见的先天性四肢畸形，表现为一个或多个指（趾）全部或部分地重复发生软组织或骨骼的融合。多指（趾）并指（趾）常常合并发生，其发病率约为3/10000。本病为遗传性疾病，遗传方式大多为常染色体显性遗传，个别为常染色体隐性遗传。

针对已知的相关基因进行基因突变检测，可预测后代发生多指（趾）并指（趾）畸形的风险。

显性遗传的患者与正常人婚配，其后代发生多指（趾）并指（趾）的可能性为50％。隐性遗传的患者与正常人婚配，其后代均为基因携带者，一般不发生多指（趾）并指（趾）。隐性遗传的患者与同类致病基因的携带者婚配，其后代发生多指（趾）并指（趾）的可能性为50％。

怀孕4个月后通过B超检查，可以发现胎儿多指（趾）畸形。

67 什么是苯丙酮尿症？ 如何早期发现

苯丙酮尿症（PKU）是一种常见的氨基酸代谢病。由于苯丙氨酸代谢途径中的酶缺陷，使苯丙氨酸不能转变成为酪氨酸，导致苯丙氨酸及其酮酸蓄积,并从尿中大量排出。本病在遗传性氨基酸代谢缺陷疾病中比较常见,其遗传方式为常染色体隐性遗传,新生儿的发病率为1/10000。其主要临床特征包括智力低下、精神神经症状、湿疹、皮肤划痕症、色素脱失和尿中有鼠气味等,检查可见脑电图异常。PKU如果能得到早期诊断和早期治疗,则无明显临床症状,智力正常,脑电图异常也可得到恢复。

苯丙酮尿症患儿一般出生时正常,随着哺乳,3～6个月即可出现症状,1岁时症状明显,主要表现为智力低下、惊厥发作和色素减少。患儿除表现为生长发育迟缓外,还可出现智力发育迟缓,其智商低于同龄正常婴儿(生后4～9个月即可出现),重型者智商低于50,语言发育障碍尤为明显,这些表现均提示患儿存在大脑发育障碍。由于脑萎缩而产生小脑畸形,可出现反复发作的抽搐,随年龄增大而减轻。肌张力增高,反射亢进,常有兴奋不安、多动和异常行为。皮肤常干燥,易患湿疹和皮肤划痕症。由于酪氨酸酶受抑,使黑色素合成减少,故毛发色淡而呈棕色。由于苯丙氨酸羟化酶缺乏,苯丙氨酸从另一通路产生,导致苯乳酸和苯乙酸增多,从汗液和尿中排出而有霉臭味(或鼠气味)。

苯丙酮尿症可以通过以下方法来进行筛查:

(1) 新生儿期筛查:新生儿喂奶3日后,采集其足跟末梢血于滤纸上,晾干后邮寄到筛查中心。筛查时采用Guthrie细菌生长抑制试验进行半定量测定,其原理是苯丙氨酸能促进已被抑制的枯草杆菌重新生长,以生长圈的范围测定血中苯丙氨酸的含量;亦可在苯丙氨酸脱氢酶的作用下进行比色定量测定,其假阳性率较低。当苯丙氨酸含量大于0.24mmol/L(即2倍于正常参考值)时,应复查或采静脉血进行苯丙氨酸和酪氨酸的定量测定。正常人的血浆苯丙氨酸浓度为0.06～0.18mmol/L,而患儿的血浆苯丙氨酸浓度可达1.2mmol/L以上,且血中酪氨酸正常或稍低。

（2）尿液筛查：尿三氯化铁试验可用于较大婴儿和儿童的筛查。将三氯化铁滴入尿液，如立即出现绿色反应则为阳性，表明尿中苯丙氨酸浓度增高。

（3）血浆氨基酸分析和尿液有机酸分析：可为PKU提供生化诊断依据，同时也可鉴别其他氨基酸、有机酸代谢病。

（4）尿蝶呤分析：应用高压液相层析测定尿液中新蝶呤和生物蝶呤的含量，用以鉴别各型PKU。

（5）DNA分析：该技术近年来广泛用于PKU诊断、杂合子检出和产前诊断。无论是经典型PKU还是四氢生物蝶呤缺陷型PKU，约80％的中国人PKU突变基因已经被鉴定。对于经典型PKU，还可以应用PAH基因内和旁侧的短串联重复序列多态性标记进行连锁分析。

68 苯丙酮尿症患者能生出健康的后代吗

PKU患者再生育前，夫妇双方要做苯丙氨酸羟化酶基因分析，如丈夫为阴性，则孩子为基因携带者；如丈夫为基因携带者，则子女1/2为基因携带者，1/2为患者。

女性PKU患者怀孕常引起流产，或孩子出生后有智力缺陷、心脏畸形、小头畸形、癫痫发作等严重后果。

女性患者在孕前半年开始恢复低苯丙氨酸饮食，经医师指导，将血苯丙氨酸浓度控制在理想范围，孕前及孕中每1～2周监测一次，直至妊娠结束。孕期的饮食要随着血浓度来调节。体重每周监测一次，微量元素每6～8周监测一次，这样可以避免胎儿母源性PKU的发生。

新生儿PKU采用低苯丙氨酸特殊饮食，一出生就治疗，可阻断不良结局的发生。

第三章

外界环境

69 为什么新装修的房子不宜立即入住

目前从室内环境检测中心检测的情况来看,由于建筑、装饰、装修和家具引起室内污染的物质主要有以下几种:

(1) 甲醛:在我国优先控制的有毒化学品名单上,甲醛高居第二位。甲醛已被世界卫生组织确定为致癌和致畸物质。装饰材料中的各种人造板和家具中的游离甲醛不仅是可疑致癌物,而且还有致使胎儿畸形的作用。

(2) 苯:苯主要来自于室内装修材料和家具中的涂料、油漆和黏合剂。研究证明,女性对苯的吸入反应格外敏感,当室内空气中的苯浓度达 5mg/m³,甲苯或二甲苯浓度达 50mg/m³ 时,女性月经异常的发生率将明显增高。孕妇长期吸入苯会导致胎儿发育畸形和流产。

(3) 放射性物质:新房中的放射性物质主要来自建筑材料、装修用的天然石材(尤其是花岗岩、火成岩,可产生氡放射性气体污染)、瓷砖和沙石水泥等。室内的放射性物质无色无味,难以用

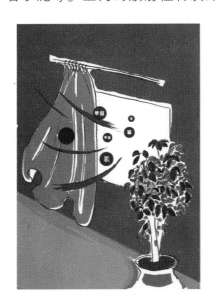

嗅觉判断,可诱发肺癌、支气管癌、白血病等,影响精子及卵子的质量,造成不育和胎儿畸形。

女性怀孕后头 3 个月是对外来化学物质最敏感的时期,再加上这段时期是胎儿各个系统成形、发育的阶段,如果此时经常接触上述有害物质,会导致胎儿发育畸形和流产。所以一定要注意自己的生活环境,新装修的居室要开窗通风 6 个月以上或经环保专业人员监测室内空气完全达标后再入住。

70 怀孕期间为什么要回避高分贝噪声

噪声泛指人们不需要的、不规律的声音,大体可分为交通噪声、工业噪声、建筑施工噪声及生活噪声等。噪声污染、水污染和空气污染是三大公害。

分贝是声压的单位,一般情况下,30～40 分贝是比较安静的正常环境;超过 50 分贝就会影响睡眠和休息;持续生活在 70 分贝以上的环境中,人的听力及身体健康将会受到影响。人耳所能听到的声压级在 0～140 分贝之间,通常,0～50 分贝让人觉得舒适;50～90 分贝将妨碍睡眠,让人难过、焦虑;90～130 分贝使人耳朵发痒、疼痛;130 分贝以上,令人耳膜破裂、耳聋。

妊娠初期的孕妇生活在强噪声环境中,可出现恶心、呕吐等反应,有些人的反应特别剧烈,以至于影响进食,有的甚至需要输液治疗;妊娠后期的孕妇生活在强噪声环境中,可能会得妊娠高血压疾病,主要表现为高血压、水肿和蛋白尿。强噪声能使孕妇产生内分泌功能紊乱,还可使胎心加快、胎动增加,对胎儿极为不利,严重者可诱发子宫收缩而引起早产、流产及先天畸形等。

强噪声很可能导致胎儿发育不良、新生儿体重不足;胎儿内耳受到噪声的刺激,能使脑的部分区域受损,并严重影响智力发育;噪声甚至可以直接作用于胎儿的遗传基因,引起突变致畸。

由此可见,计划生育的夫妇或已怀孕的女性应避免长时间地接触高分贝的噪声,如工作或居住场所的噪声大于60分贝,应该考虑适当调整工作和居住场所。

71 孕妇如何预防日常生活中辐射的影响

辐射可分为两大类,一是生活环境中天然存在的辐射,包括宇宙射线、地表的辐射线、人体内的辐射线等;二是人工产生的辐射,如电脑辐射、手机辐射、家电辐射以及医疗用途的放射线等。我们身边的天然辐射与人工辐射的剂量比约为4∶1,因此,对一般生活中的电磁辐射可以不用多虑。但如果长期受到超强度的电磁辐射,可能会出现头痛、失眠、恶性肿瘤患病率增加、胚胎发育不良、畸胎率和流产率增高、生长发育迟缓、皮肤衰老加速等。孕妇体内的环境处于变化中,胎儿处于生长发育阶段,较容易受到外界环境的影响和侵害,因此,掌握一些日常生活中防辐射的知识还是必要的和有益的。

(1)电脑:到目前为止,专家们尚未发现电脑损伤胎儿的证

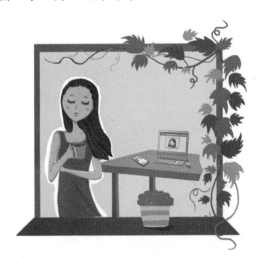

据,个别孕妇操作电脑发生流产或生下畸形儿是偶然现象。但是,由于妊娠后头3个月是有害物质致畸的敏感期,要加以保护,所以这一时期要尽可能远离电脑,尤其要当心电脑背面的电线圈辐射。如果孕妇因工作需要离不开电脑,则要保持与电脑屏幕和键盘30cm以上的距离,每周接触电脑的时间不要超过20小时,每工作1小时应休息或到室外活动10分钟。

(2)电视机:要减少电视机产生的辐射影响,观看时应与电视机保持一定的距离,普通大小的机型应不近于3m,每次看电视的时间不要超过2小时。

(3)电吹风机:电吹风机有电磁辐射过强的问题,尤其是在开启电源时,所以孕期应少用电吹风机。

(4)电磁炉:电磁炉的辐射影响要比电视机、电脑大,因此孕妇最好不要使用,特殊情况下非得使用时也应该保持距离,并且减少使用时间。电磁炉的辐射量与产品质量、所使用锅具的大小和材质有关。使用完电磁炉后,要先将电源关掉,再把锅拿开,否则空空的炉面会发出强烈的电磁波。

(5)微波炉:密封性好的微波炉,在50cm以外,电磁辐射就基本检测不到了;如果微波炉的密封性不好,辐射泄漏,就会对人体造成伤害。孕妇最好不用微波炉,特殊情况下非得使用时应保持1m以上的距离,等微波炉停止工作一段时间后,先关闭电源,再开启微波炉门。

与我们日常生活有关的电器还有许多,它们或多或少都会产生电磁辐射。为了防止或减少电磁辐射对人体的伤害,通常可采用以下几种防护手段。①距离防护:距离放射源越远,接触的射线就越少,受到的伤害也越小;②屏蔽防护:选取适当的屏蔽材料(如铅、钢筋水泥等)做成屏蔽体,遮挡放射源发出的射线;③时间防护:尽可能减少与放射源的接触时间。

72 孕妇穿防辐射服有效果吗

现在大多数职业女性一旦怀孕了，同事马上就会问："你防辐射服准备好了吗？"防辐射服几乎成了孕妇的"标配"。然而，"孕妇穿防辐射服有用"与"孕妇穿防辐射服根本没用"这两种对立的观点各执一词，谁也说服不了谁，甚至有人说"防辐射服不仅不能保护孕妇和胎儿免遭电磁辐射，反而会让衣服内的辐射强度变大"。现在之所以对于防辐射服能不能遮挡辐射存在争议，主要是目前国家对于防辐射服没有量化的标准，等标准制定出台后，就会有相关数据来支撑，也会有一个统一的说法，以此来判定穿防辐射服的效果到底有多大。目前市面上防辐射产品的标准都是生产企业自己制定的，而且每个企业制定的标准不尽相同，由于缺乏相关的衡量标准，因此没有相关部门对其效果进行衡量和监督，这使得外界对于防辐射服的效果产生了质疑。

目前，人们所处的生活环境中能产生电磁辐射的产品越来越多，而且其功能也越来越复杂，因此功率越来越大，频率越来越高。孕妇如果长时间处在强电磁辐射环境中，就有可能引起胎儿的染色体畸变，而防辐射服至少能够遮挡一部分电磁辐射。因此，采用"预防为主、预防在先"的21世纪健康新概念，对于一些敏感人群（如孕妇群体）来说，应尽量少接触有电磁源的地方，并采取一些屏蔽措施（如穿防辐射服），以减弱电磁辐射的强度。

73 孕妇使用手机要注意哪些问题

随着无线通信技术的发展，使用手机的人越来越多，手机也越来越多地进入了我们的生活领域，很多人几乎是手机不离身，而手机带来的相关健康问题也引起了人们更多的关注。手机的辐射到底对人体有多大危害,如何把手机的辐射危害降到最低,成了手机用户尤其是准备生育的夫妇和孕妇最关心的问题。

手机的电磁辐射对人体的危害程度主要与辐射强度、辐射距离、累计辐射时间这三个因素有关。我国目前还没有出台关于手机辐射的卫生标准,既然没有标准,那就谈不上是否超标了。在权威标准出台之前,我们需要做的就是从降低辐射强度、增加辐射距离、减少累计辐射时间这三方面着手,科学合理地使用手机,尽可能地降低手机辐射对孕妇、胎儿的伤害。其具体方法大致有以下几种:

(1) 多发短信,少打电话:发短信比打电话的辐射小,短信交流可大大减少头部和身体所接触的手机辐射。

(2) 尽量缩短手机使用时间:因为辐射影响与暴露时间是有直接关系的,长时间的连续辐射可能会使脑部受到影响。专家建议,不宜用手机长时间通话,可考虑改用固定电话或者使用耳机。用耳机虽不能直接消除辐射,但能将人体与辐射源隔离开。手机距离头部越远,大脑受到的辐射影响就越小。通话中应每隔一两分钟左右耳轮换接听。

(3) 尽量与手机保持距离:不要将处于工作状态的手机放在身边,避免将手机放在枕头下或床头柜上。有些女性朋友喜欢把手机挂在胸前,这是非常不好的,尤其是孕妇,手机的辐射会伤害到孕妇的心脏,损害女性的内分泌系统,对胎儿的发育非常不利。较为健康安全的方法是把手机放在随身携带的包中,并尽量放在包的外层,以确保良好的信号覆盖。总之,生活中要尽可能地与手机保持一定的距离,例如,在通话时使用手机的免提功能,使手机不贴近身体,从而减少辐射。

(4) 在手机充电时保持距离:手机的充电器处于工作状态时也会产生电磁辐射,这一点很容易被孕妇忽视,从而对孕妇和胎儿造成不良影响。手机充电时应与人体保持距离，更不能在手机充电时使用手机。

（5）手机接通后应稍等片刻再通话：在手机拨号后接通的一刹那产生的辐射最强，因此接听或者拨打手机之后，最好伸展手臂，让手机远离身体，稍等片刻（5秒以上）待手机信号稳定后再通话，以减少辐射的伤害。

（6）使用手机时要找一个信号强的地方，这样可以降低手机的功率，减少手机的辐射：最好选择户外、阳台等空间开阔的地方，这些地方的手机信号会比较好。对于涉及私密内容的电话，不少人喜欢躲到建筑物的角落接听，而一般情况下，建筑物角落的信号覆盖比较差，因此会在一定程度上增强手机的辐射功率。基于同样的道理，身处电梯等小而封闭的环境时也应慎打手机。信号不良时，能不打就不打，因为信号越弱，手机越需要提高功率来保持通信，其辐射也越强。因此，不要在电梯、火车、地铁等相对封闭的空间打手机，也不要在高速行驶的交通工具中使用手机，因为此时手机需不断尝试连接中断的信号，会使辐射增加到最大值。

（7）尽量避免在移动状态下使用手机：一些人喜欢在打手机时不自觉地踱方步、频繁走动，殊不知，频繁移动位置会造成接收信号的强弱起伏，从而引发不必要的短时间高功率辐射。

另外，平时多吃一些水果蔬菜，尤其是富含B族维生素的食物，如胡萝卜、海带、油菜、卷心菜及动物肝脏等，会有利于调节人体电磁场紊乱状态，增强机体抵抗电磁辐射的能力；还可多饮茶水，茶叶中的茶多酚等活性物质有利于吸收与抵抗放射性物质。

74 汽车尾气对优生有何影响

目前,汽车尾气已成为大气污染的元凶之一,给人类健康带来了不小的危害。在交通拥挤的马路、隧道、停车场,特别是通风不良的地下停车场,汽车尾气的污染更为严重。

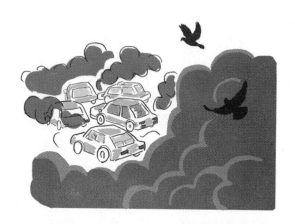

汽车尾气主要含有一氧化碳、二恶英、多环芳烃类、氮氧化物、醛类(如甲醛、丙烯醛)等200多种不同的碳氢化合物。二恶英是一种无色无味的剧毒物质,其毒性是氰化物的130倍、砒霜的900倍,可经皮肤、黏膜、呼吸道、消化道进入体内,有致癌、致畸及生殖毒性。它可以通过干扰生殖系统和内分泌系统的激素分泌,造成男性的精子数量减少、精子质量下降,促使女性患宫颈癌、乳腺癌并引发死胎或胎儿发育迟缓,还可能造成儿童免疫力、智力和运动能力的永久性障碍(如多动症、痴呆)。动物实验表明,多环芳烃类具有多种毒性作用,如血液毒性、生殖毒性及免疫毒性等。

所以,计划妊娠的夫妇应少去车辆密集的马路、隧道、停车场,尤其是通风不良的地下停车场,尽量回避汽车尾气多的地方。

75 准备再生育的夫妇能否养宠物

计划生育第二胎的夫妇,应该注意避免密切接触宠物,因为很多宠物可能感染弓形虫,具有传染性。弓形虫感染是一种人畜共患性寄生虫疾病,猫、狗等动物是其主要传染源,有140多种哺乳动物和鸟类身上可带有弓形虫。与猫、狗等宠物密切接触,或接触动物粪便污染的水果、蔬菜或泥土,都有可能造成弓形虫感染。

感染较轻者常无症状,但血清中可查到抗体;感染较重者可引起高热、肌肉或关节疼痛、淋巴结肿大等。孕妇如果感染了弓形虫,弓形虫可通过胎盘感染胎儿,直接影响胎儿的发育,导致流产、早产及胎儿畸形,如小头畸形、脑积水、小眼球、唇腭裂、发育迟缓、肝脾肿大、无肛门、两性畸形等一系列严重后果。因此,计划生育的夫妇应该避免接触宠物。

76 孕妇家里有宠物怎么办

如果家中有孕妇,正在犹豫还要不要再养只小猫或小狗的话,那就赶紧打消这个念头,以后再说吧。但是如果你家本来就

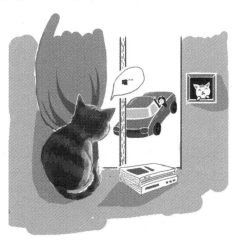

已经养了宠物,正犹豫是不是应该放弃它,那倒不必,做好必要的防范措施就行了。比如在孕前进行必要的检查,如TORCH检测;还要及时带小猫或小狗体检,并注射相应的防疫针;注意不要让孕妇及宝宝长时间地和宠物亲密接触;同时要做好宠物和家中环境的清洁工作,清理宠物粪便的工作由其他家庭成员完成。此外还要注意的是,要吃十成熟的肉食,尤其是猪肉、牛肉和羊肉;切过生肉的切菜板和刀要用烧开的水清洗;加工生肉后、吃东西前都要洗手。

77 蔬果上的残留农药对怀孕有影响吗

现代农业大量使用农业杀虫剂来有效控制病虫害,以增加收成,有些农业杀虫剂会造成动物胚胎或胎儿畸形。长期从事生产、包装、贮运农业杀虫剂的人员,农田施药人员,食用被农药污染的食物、水或毒毙的禽畜等,均容易发生不育、流产、死胎、早产、低出生体重儿、胎儿发育不良及先天畸形等。因此,再生育夫妇应当选购经检验合格、表面光滑、需要去皮才可食用的时令蔬果。另外,烹煮前应充分清洗并浸泡,以减少农药残留;烹煮时尽量不要盖锅盖焖煮,以使残留的农药随蒸气而散发。

78 孕妇如何注意日常饮水安全

水是生命的源泉,任何人都离不开水,但是我们生活中使用的水又很容易受到一些环境污染物的污染。比如,一些无良企业把工业废水直接排放到江河、湖泊、水库或渗入地下,就会使我们的饮用水水源受到污染,严重时可以引起急性肠道传染病暴发流行或急性化学污染物中毒,长期饮用还可引起慢性中毒,甚至致癌。孕妇如果长期饮用这些被污染的水,就会出现流产、死胎、胎儿畸形等。

为此,首先要注意保持饮用水的清洁卫生,一旦发现饮用水变色、变浑、变味,应立即停止饮用,防止中毒,并拨打供水服务热线。其次,不饮用生水,自来水一定要煮沸后饮用,最好是沸腾的时间长一点。很多人出于省电或其他目的,往往在水刚刚烧沸时就立刻关闭电源,这种做法是很不恰当的,请记住,打开盖,让它多沸腾一会儿。还要注意的是,现在很多家庭都在使用桶装水,而桶装饮水机内的冷热水胆如果3个月不洗就会有大量的细菌、病毒繁殖,还有沉淀残渣、重金属甚至滋生红虫,严重危害人们的身体健康,所以要定期清洁饮水机。

79 雾霾对怀孕有影响吗?雾霾严重时能外出散步吗

雾霾天气时空气中的颗粒物(PM)值异常,对胎儿的发育必定有影响。PM2.5是指空气动力学当量直径小于或等于 2.5μm 的颗粒状物质,又称为细颗粒物,是构成雾霾天气的罪魁祸首。由于

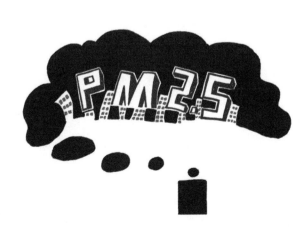

其粒径很小,吸附或携带的有毒有害成分很多,在空气中停留的时间也较长,因此很容易进入人体呼吸道深部,对人体健康造成危害。有研究表明,这些空气中的颗粒状物质可能与胎儿发育畸形有关,甚至与胚胎停止发育存在一定的关系。因此,在严重的雾霾天气里,适龄女性要适当推迟怀孕时间,已经怀孕的女性要减少外出。

由于人体在运动时需要的氧气量增加,随着呼吸的加深,空气中的有害物质会更多地被吸入呼吸道,从而危害健康,因此雾霾天气严重时应尽可能避免户外活动。可在室内进行活动和锻炼,并选择在中午阳光较充足、污染物较少的时候短时间地开窗换气,每次通风时间以30~60分钟为宜。如一定要出门,也应该在太阳出来以后,且尽量远离马路,并戴口罩。

第四章

饮食营养

80 准备再生育的夫妇应如何注意营养

对于正准备再生育的夫妇来说，优生是他们的理想，那么如何才能实现优生呢？除了遗传、环境和生理相关因素外，孕妇所需要的营养是否充足、均衡也是很重要的。人是由100万亿个细胞组成的，每个细胞又依靠六大营养素（即碳水化合物、蛋白质、脂肪、矿物质、维生素、水）维持其正常的生理功能，这六大营养素缺一不可，且不能互相替代。

一般人往往对孕期的营养很重视，而对孕前的营养却重视不够，其实，孕前的营养对于优生也很重要。经调查发现，女性孕前的体重与新生儿的出生体重相关。出生体重低的婴儿，其母亲往往有孕前营养不良、体重较低，或孕后体重增加较少，有的甚至出现贫血。而孕妇贫血常常会导致胎儿营养不良，从而发生低出生体重儿、早产甚至死胎。有的女性产下巨大婴儿，常与孕前或孕后的营养不合理有关。因此，准备生育第二胎的夫妇一定要重视孕前营养，只有双方体内储存了充分的营养，体质强健，精力充沛，才能产生健康的受精卵，也能为紧接着要度过的妊娠、分娩、哺乳三个阶段打下坚实的基础。

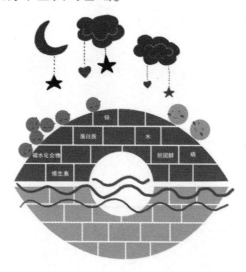

对于丈夫来说，蛋白质是细胞的重要组成部分，也是生成精子的重要原材料，合理补充富含优质蛋白质的食物，有利于协调男性内分泌功能，提高精子的数量和质量。但不能超量摄入，因为蛋白质摄入过量容易破坏体内的营养均衡，导致维生素等多种营养物质的摄入不足，并造成酸性体质，对受孕十分不利。

男性的性激素主要是由脂肪中的胆固醇转化而来的，脂肪中还含有精子生成所必需的脂肪酸，如果脂肪缺乏，不仅影响精子的生成，还可能引起性欲下降。肉类、鱼类、禽蛋中含有较多的胆固醇，适量摄入有利于性激素的合成，有益男性生殖健康。

矿物质对男性的生育力具有同样重要的作用，最常见的是锌、硒等元素，它们参与男性睾酮的合成和运载，有助于增强精子的活动能力以及受精等生殖、生理活动。丈夫体内缺锌，会引起正常精子数量减少，畸形精子数量增加，从而导致性功能和生殖功能减退，甚至导致不育；缺硒会减少精子活动所需的能量来源，使精子的活动能力下降。因此建议丈夫适当吃些含锌、硒丰富的食物，如贝壳类海产品、动物内脏、谷类胚芽、芝麻、海带、墨鱼、虾、紫菜等。

一些富含维生素的食物对精子生成、精子活性的提高具有良好效果，缺乏这些维生素常可造成精子生成障碍。男性如果长期缺乏蔬果当中的各类维生素，就可能妨碍性腺的正常发育和精子的生成，从而导致精子减少或影响精子的正常活动能力，甚至引起不育。

81 怎样做到科学饮食、合理营养

营养素基本靠日常饮食获得，数量充足、比例合理的营养素能使人保持健康的体魄。孕前女方如果有足够的营养储备，就能为孕期胎儿的生长提供足够的能量，也能满足自身各系统代谢增强的需求；如果女方营养不良，则会造成胎儿发育不良，严重者造成胎儿脑发育不良，影响成年后的智力。那么，是不是准备怀孕的夫妇为了增加营养，就可以大吃特吃了呢？答案是否定的。随着我国城乡居民生活水平的不断提高和优生意识的不断增强，越来越多的人在重视饮食营养的同时，往往忽视了合理营养和平衡饮食对母儿健康的影响。营养不合理、膳食不平衡，可因营养过剩使人体态肥胖、行动不便；或导致一些营养成分过剩，另一些营养成分不足，从而影响母儿健康。

日常饮食可以参考《中国居民膳食指南》，做到：①食物多样，谷类为主，粗细搭配；②多吃蔬菜、水果和薯类；③每天吃奶类、大豆或其制品；④常吃适量的鱼、禽、蛋、瘦肉；⑤减少烹调油用量，吃清淡少盐膳食；⑥食不过量，天天运动，保持适宜体重；⑦三餐分配要合理，零食要适当；⑧每天足量饮水，合理选择饮料；⑨吃新鲜卫生的食物。总之，做到每种营养素的充足供给和比例适当，保持一定的平衡。

同时要注意主副食搭配合理，并应多样化；不偏食，不素食，不依赖滋补品进补；少吃加工的食物，多吃五谷杂粮，越新鲜、越原汁原味的食物，人体吸收的营养越多。

82 如何配制孕期各阶段的饮食

（1）孕早期：由于此期胚胎较小，分裂增殖速度较慢，故孕妇需要的热量和营养物质没有显著增加，并不需要特殊的补给。但此期间孕妇常有恶心、呕吐、烧心和不思饮食等妊娠反应，这样就会影响营养物质的吸收，导致中后期胎儿营养不良。而且，此时是胎儿神经系统发育的重要时期，因此对蛋白质的摄入应比平时增加,对叶酸的需求量也应增加。此期的饮食原则为:富于营养,易于消化,一日多餐,以软面条、稀饭、牛奶、豆浆、蛋类、水果和蔬菜等为主。由于呕吐失去大量水分,故应多吃些带酸味、含钙多的水果,如山楂、酸枣、橘子等。此期不宜食用油腻、油炸、辛辣等不易消化和刺激性强的食物,以防发生消化不良或便秘。早孕反应通常在妊娠2个月后逐渐消失。对于早孕反应比较重的,可以服用维生素B_6,对缓解呕吐等反应有一定的帮助。另外,为抵抗各种病原体的侵袭,应保证维生素A和维生素C的摄入,以增加呼吸道黏膜的抵抗力。

(2)孕中期:妊娠第4个月开始,孕妇食欲增加,胎儿生长发育迅速,需要大量补充热量,全面增加营养。此时的饮食原则为:①每日主食要吃饱,主食是补充热量的主要来源;副食以瘦肉、禽蛋、鱼虾、豆类和果蔬等为主。②应忌烟、酒、辛辣食物,避免偏食。③供给足量的维生素和矿物质。

1)蛋白质:随着胎儿生长发育的加速,准妈妈的子宫、乳腺等与生产和哺育相关的组织也需要相应的变化。此时孕妇对蛋白质的需求大大增加,与非孕期相比,每天要增加15g蛋白质的摄入,并且需注意增加豆、奶、肉、蛋、水产品等优质蛋白的摄入。

2)脂肪:准妈妈对脂肪的需求有所增加,可适当吃些坚果、鱼类等。

3)矿物质:准妈妈对多数矿物质的需求均有所增加。孕早期钙的适宜摄入量由平时的每天700mg逐步提高至800mg,到孕中期则进一步提高至每天1000mg;铁的适宜摄入量由孕早期的每天15mg提高至24mg;锌的推荐摄入量由平时的每天7.5mg逐步提高至9.5mg;碘的推荐摄入量由平时的每天120μg增加至230μg,并维持至孕期结束直至哺乳期。

4)维生素:准妈妈对维生素A、维生素D的摄入量仅需稍有

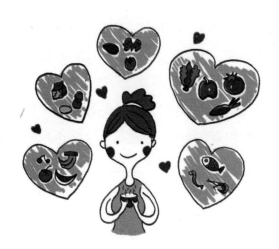

增加,B族维生素和叶酸的摄入量则需明显增加。

（3）孕晚期:妊娠7个月后,胎儿发育得更快,且日趋成熟,对各种营养物质的需求量也更多。此期的饮食原则为:品种多样,营养均衡,尤应补充钙、铁、磷和锌等矿物质,要多摄入动物肝脏、猪血、禽蛋、胡萝卜、豆制品、海产品、骨头汤和新鲜果蔬等食物。此时的饮食应以蛋白质为主,对脂肪和碳水化合物应适量限制,以免使胎儿过大造成分娩困难。此期母体常因胎儿压迫下腔静脉而导致下肢水肿,故应限制食盐的摄入量,并可减轻妊娠期高血压的一些症状。

总之,怀孕期营养的补充至关重要,但不能不加选择地盲目乱补,而要根据孕妇的实际情况加以调节,同时兼顾每个孕妇的个体差异,使营养物质恰到好处地满足孕妇和胎儿的健康需要。

83 为什么孕前就要开始补充叶酸

专家认为,孕期缺乏任何营养成分都会对胎儿的发育造成不良影响。一般来说,叶酸是最容易缺乏的,因为人体自身不能合成叶酸,必须依靠外源性供给,因而值得特别关注。而缺乏叶酸的后果是神经管畸形(包括脊柱裂、无脑、脑膨出)儿、唇腭裂儿、心脏缺陷儿、早产儿、低出生体重儿等出生缺陷和不良妊娠结局的可能性大大增加。

叶酸是一种水溶性维生素,是B族维生素的一种。别看叶酸在人体内的含量很少,似乎不太起眼,但它却是合成蛋白质和核酸等营养物质的必需因子,在人体内具有不可或缺的作用;叶酸也是胎儿生长发育不可缺少的营养素。孕中、晚期,除了胎儿的生长发育外,母体血容量增加,乳房、胎盘的发育等,也需要大量的叶酸,若此时母体内叶酸不足,容易发生胎盘早剥、妊娠高血压疾病、胎儿宫内发育迟缓、早产和低出生体重儿等,并可能对胎儿出生后的生长发育产生长期的不良影响。因此,整个孕期都需要补充叶酸,而从怀孕前3个月开始补充,可以使孕妇体内储存足量的叶酸。

84 补充叶酸的途径有哪些

(1)饮食:通过摄取富含叶酸的食物可在一定程度上改善体内的叶酸水平。以下食物富含叶酸,可供参考:

1)绿色蔬菜:如莴苣、菠菜、西红柿、胡萝卜、青菜、芦笋、花椰菜、扁豆、豆荚、蘑菇等。

2)新鲜水果:如橘子、草莓、樱桃、香蕉、桃子、李子、杨梅、石榴、葡萄、猕猴桃、梨等。

3)肉蛋类:如动物内脏(如肝脏、肾脏)、肉类(如鸡肉、牛肉、羊肉)、蛋类(如鸡蛋、鹌鹑蛋)等。

4)豆类、坚果类:如黄豆、豆制品、核桃、腰果、栗子、松子等。

5)谷物类:如大麦、小麦胚芽、糙米等。

但通过食物途径补充叶酸容易受地域、饮食习惯、烹调方式以及蔬菜种类的影响。叶酸微溶于水，遇光热不稳定、易分解，在食物加工、贮藏过程中易被破坏，因而易造成体内叶酸缺乏；特别是妊娠女性，由于需求量增多，更容易出现叶酸不足。食物烹饪时宜大火快炒，现炒现吃，以减少叶酸的丢失。

（2）叶酸增补剂：围妊娠期叶酸的最佳摄入量是每天$600\mu g$，而一般膳食中每天摄取的叶酸只有$50\sim200\mu g$，因此通过单纯的饮食调整来满足妊娠期的叶酸需要量是非常困难的。对此，叶酸增补剂是很好的选择，不仅服用方便，而且容易吸收。

建议从怀孕前3个月开始，每日服用1片叶酸增补剂（通常为$400\mu g$），怀孕后头3个月可增加至$800\mu g$，再加上膳食中摄入的叶酸，这样，每日的叶酸总量就可以满足孕妇的需要。

85 叶酸服用过量时会出现哪些问题

叶酸通常是没有什么副作用的，因此服用叶酸最大的问题不是副作用问题，而是服用过量的问题。叶酸服用过量可以产生以下危害：

（1）叶酸服用过量会掩盖维生素B_{12}缺乏的早期表现，有可能导致神经系统受损害。

（2）叶酸服用过量可能影响锌的吸收，从而导致锌缺乏，造成胎儿发育迟缓，低出生体重。

（3）个别孕妇长期大量服用叶酸，可出现厌食、恶心、腹胀等消化道症状。

（4）大量服用叶酸时可出现黄色尿。

因此，补充叶酸一定要在医师的指导下进行，不可盲目自行购买，因为叶酸并非补得越多越好，过量摄入叶酸会使某些进行性的、未知的神经损害的危险性增加。

86 女性孕前为什么要补钙

人体内钙磷代谢平衡是维持正常生理功能的重要因素之一，钙摄入不足可引起维生素 D 缺乏、甲状腺功能减退症等。而孕妇为了满足胎儿骨骼和牙齿的发育，对钙的需要量明显增加，当钙摄入不足时，将严重影响孕妇和胎儿的健康。

中国传统膳食中很少有奶制品，故每日膳食中钙的摄入量（约 400mg）远远低于建议适宜摄入量（800mg）。女性怀孕后对钙的需要量显著增加，如果孕前体内没有足够的钙储存，孕期又不注重加强钙的摄入，其体内的骨钙将被动用以满足胎儿的需要，从而严重影响母体健康。因此，女性平时应养成饮奶和吃奶制品的习惯，比如每天喝 250ml 牛奶，再适量吃些虾皮、鱼、海带、坚果类、芝麻酱等食物；如果有偏食习惯，不能保证膳食中能获得充足的钙，则应及时补充钙剂。

87 女性孕前为什么要补铁

贫血可降低性腺功能，影响精子和卵子的质量。贫血对胎儿及孕妇的影响也较大，可增加早产、低出生体重儿、死胎或胎儿窘迫的发生率。孕妇贫血易发生贫血性心脏病，造成产后恢复慢，抵抗力降低，容易发生感染、伤口愈合不良或产后出血。育龄女性常因月经过多导致失血，加上膳食中铁摄入不足或膳食结构不合理，易发生缺铁性贫血。女性怀孕后体内的铁需要量增加，胎儿也需要储存铁以备出生后利用，因此，孕前良好的铁储备是成功怀孕的必要条件。

计划怀孕时，夫妇双方都应该检查有无贫血，若有贫血，应积极去血液内科查明原因并进行对症治疗，待贫血纠正后再怀孕。

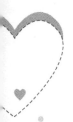

平时应增加含铁和蛋白质丰富的食物摄入，如菠菜、黑木耳、红枣、动物肝脏、动物血、鸡蛋、鱼肉、豆类等，同时多摄入富含维生素C的食物（如猕猴桃、橙子、草莓），或补充适量维生素C，以促进铁的吸收和体内利用。

88 准妈妈需要额外服用滋补品或营养品吗

中国有句老话，叫做"一人吃，两人补"，这也是大多数准妈妈在孕期大吃特吃的根本原因。一些准妈妈担心宝宝营养不足，会选择食补、药补双管齐下的方式，三天两头用人参、桂圆、羊肉等进补食材做菜，或服用一些滋补品或营养品。这些进补食材或滋补品大多性温或热，容易让准妈妈上火，甚至出现见红、腹痛等先兆流产和早产的症状。因此准妈妈在进补前一定要咨询医师，千万不能乱用滋补品。

要知道，肚子里多了一个宝宝并不意味着准妈妈就可以吃双人份的食物，吃得多也并不代表宝宝能获得全面的营养。能量和营养成分是两个概念，如果准妈妈摄入大量高热量食物，只会增加自身的脂肪，并不能为宝宝增加营养；如果准妈妈比较挑食，一味只吃自己喜爱的食物，宝宝就容易在发育中出现营养不均衡。从科学的角度来说，准妈妈在怀孕4个月之后才需要增加适当的能量，这些能量在平时的膳食中完全可以得到满足，因此，只要能做到合理均衡的膳食，就不需要额外服用滋补品或营养品。而合理均衡的膳食具体来说就是16个字：荤素兼备，粗细搭配，少食多餐，品种多样。

89 爱喝饮料对怀孕有影响吗

计划怀孕的夫妇要少喝饮料，有些饮料若过多饮用可能会损害精子和卵子，影响胚胎的发育。例如，咖啡和可乐的主要成分是咖啡因、可乐宁等生物碱，据测定，一瓶340ml的可乐型饮料中含咖啡因50～80mg。过量摄入咖啡因不仅会影响孕妇对铁的吸收，还可能使胎盘的血流量减少，影响胎儿的正常发育。胎儿不能对咖啡因进行解毒，随着咖啡因摄入的增加，低出生体重儿的发生率也会增加。

在动物实验中还发现，过量的咖啡因摄入易导致早期流产，胚胎可发生腭裂、脑膜膨出、脊柱裂、无下颌、无眼、骨骼异常、四肢畸形等。对来源于茶叶中的咖啡因也应注意，而且茶叶中还含有不少氟化物成分，尽管氟对胎儿的危害尚未确定，但还是以不饮浓茶为好。

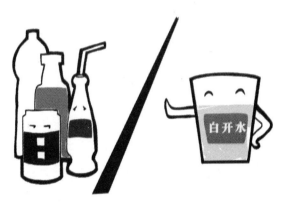

90 营养过剩对孕妇和胎儿有哪些影响

随着人们生活水平的不断提高，对优生优育越来越重视，孕妇对营养的要求也随之上升，这本是一种无可厚非的现象，但现实生活中有不少孕妇在补充营养时走入了误区，呈现出营养过剩的趋势。孕妇滋补过度、营养过剩，对自己和胎儿都很不利。

（1）营养过剩会影响孕妇的健康：碳水化合物摄入过多，除了生理需要消耗外，多余的会转变成脂肪堆积在体内，久而久之就会引起肥胖，而肥胖能导致高血压、冠心病、糖尿病等疾病。其他营养素摄入过多也会影响身体健康，如钙摄入过多容易造成肾结石；钠摄入过多可导致高血钠，从而引起高血压；维生素 A、维生素 D 摄入过量会引起中毒；碘摄入过量可致高碘性甲状腺肿、甲状腺功能亢进症等。肥胖还是导致难产、剖宫产和产后出血的直接原因之一，腹壁脂肪堆积，剖宫产后可能出现腹壁切口脂肪液化，造成伤口愈合不良。

（2）营养过剩会影响胎儿的健康：过多的碳水化合物使胎儿生长发育加速，成为巨大儿，可造成难产，出生过程中容易发生产伤；巨大儿出生后容易发生低血糖、低血钙、高胆固醇血症等，也是成年后患肥胖症、糖代谢异常、高血压等疾病的潜在因素。某些氨基酸摄入过多，造成营养不平衡时可致胎儿生长受限、畸形和智力障碍。维生素 A 摄入过多会导致流产，胎儿可出现无脑、眼畸形、脑裂、唇裂等畸形，维生素 D 摄入过多会导致多脏器钙化等。

因此，孕妇不可过度进食，如发现体重增长过快，应及时调整饮食结构，适当限制主食，少吃甜食及脂肪类食物，并适当增加活动量，把体重控制在合理的水平，确保自身的健康和胎儿的正常生长发育。

91 体重对生育有什么影响

一说到膳食，人们不约而同地首先会联想到体重，而体重与生育也有关系。实验和临床研究表明，肥胖或体重过低都会影响卵巢或睾丸的功能,影响卵子或精子的发育、成熟,从而降低生殖能力。肥胖是导致男性生育力低下的一个重要原因。过于消瘦或肥胖的女性,其妊娠晚期胎儿及新生儿死亡的概率均高于正常体重的女性,尤其是肥胖女性,怀孕期间出现妊娠并发症(如妊娠高血压疾病、糖尿病、子痫、滞产、过期妊娠)的风险增加,胎儿生长受限或巨大儿的发生率增加,分娩并发症多,胎儿畸形的发生率也增加。因此,肥胖或体重过低都不利于妊娠。

判断孕期是否营养过剩或营养不良最常用的指标就是体重。准妈妈在孕期会增加一定的体重,这部分体重主要来自宝宝,另外还有胎盘、羊水、乳腺、皮下脂肪,以及增加的血容量等。准妈妈要做好自身孕期的体重管理,每月至少称一次体重。正常情况下,在妊娠的不同时期都有一个科学合理的增重范围,孕早期由于早孕反应等原因,体重增加不明显,一般总增重1.5～2kg;孕中期是胎儿快速生长发育期,准妈妈也因为早孕反应的缓解而胃口好转,因此体重会有快速增长,每周增重0.5kg左右;孕晚期一般每周增重0.5kg。一般来说,整个孕期体重增加11～15kg都算正常,但如果准妈妈在怀孕前比较胖,怀孕时就不需要增加得太多;相反,如果在怀孕前偏瘦,就应该有计划地多增加一些体重。

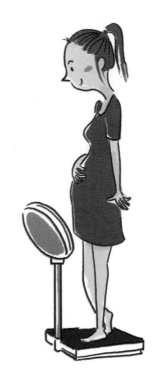

92 肥胖或体重过低怎么办

　　国际上通常采用体质指数（BMI）作为评判体重是否正常的标准。$BMI＝体重（kg）/身高（m）^2$。其中，中国成人BMI的标准范围是大于或等于18.5且小于24，BMI大于或等于24且小于28为超重、大于或等于28为肥胖，BMI小于18.5者为体重过低。另外，常用腰围作为判断腹部肥胖的依据，男性腰围大于或等于85cm、女性腰围大于或等于80cm为腹部肥胖。

　　对于肥胖或体重过低的育龄女性来说，首先应注意排查引起体重异常的病理因素，比如糖尿病、结核病、甲亢、肿瘤等会引起消瘦，多食而活动少、遗传、库欣综合征、多囊卵巢综合征等会引起肥胖，发现有病理原因存在时，应积极治疗原发疾病。其次，需要咨询营养师，通过改变饮食习惯、调整膳食结构、建立健康的生活方式、适当运动等，尽量在孕前将体重调整至正常范围后再怀孕，尤其是明显肥胖者，应接受营养师的营养指导，在保证人体所需热量的前提下合理分配碳水化合物、蛋白质、脂肪的摄入比例，同时注意不要随意购买减肥药，以免因盲目应用减肥药而导致内分泌失调、闭经及肝肾功能损伤。最后，孕期应合理控制体重的增加。

第五章

合理用药

93 孕期如何合理用药

人难免会生病,孕妇亦如此,更何况女性怀孕后免疫力降低,生病也在所难免。近年来,人们对孕期安全用药的意识有所提高,但有关知识尚待普及。一知半解的知识造成一些孕妇在用药问题上产生了两个极端:一是对孕期用药顾虑重重,害怕用药会对胎儿产生一丁点的伤害,因此拒绝服用一切药物,对疾病企图采用硬扛的方式挺过去,以致贻误病情,殃及母子;二是缺乏孕期用药知识,盲目轻率用药,最终铸成不可挽回的大错。

对于处在妊娠期的女性需要加倍呵护,以保证其身体健康,但在出现一些疾病困扰时,还是应该科学合理地用药,这是必需的,也是安全的。目前我国对孕妇用药借用了美国食品和药物管理局制定的标准,根据药物对孕妇的影响度及安全性,将药物分为五个级别:

(1)A类药:经临床对照观察,未见对胎儿有损害,或对胎儿的损害甚微,是相对最安全的一类。常见的有左甲状腺素钠、甲状腺球蛋白、甲状腺片、维生素 B_1、维生素 B_2、维生素 B_6、维生素 E、叶酸等。

这里需要特别提醒的是,服用这类药物并非等于进入了"保险箱",如果有不遵照医嘱用药、自行加大剂量等不规范用药行为,仍然存在危险。

(2)B类药:动物生殖学研究没有发现对胎儿有损害,但是无人类临床对照观察资料;或者动物生殖学研究中观察到对胎儿有损害,但是人类临床对照观察研究未能证实。常见的有青霉素、氨苄西林、阿莫西林、头孢拉定、头孢曲松、头孢哌酮、大观霉素、红霉素、阿奇霉素、克林霉素、制霉菌素、呋喃妥因、甲硝唑、纳洛酮等。

（3）C类药：动物实验发现对胚胎有损害（致畸作用或杀死胚胎作用等），但缺乏人类临床对照观察资料。这类药物的选用最为困难，孕妇用药时需权衡利弊，确认利大于弊时方能应用。常见的有氯苯那敏、阿托品、山莨菪碱、西沙必利、番泻叶、泼尼松、地塞米松、庆大霉素、氟康唑、伊曲康唑、磺胺甲噁唑（SMZ）、诺氟沙星、环丙沙星、氧氟沙星、利福平、阿昔洛韦、免疫球蛋白、维生素 B_{12}、维生素 K_1 等。

（4）D类药：已有一定临床资料说明药物对胎儿有损害，在孕妇有生命威胁或患严重疾病，临床非常需要又缺乏替代药物时，可权衡其危害性和疾病的严重程度作出决定，在万不得已时才使用。常见的有链霉素（使胎儿第八对脑神经受损，或产生无脑儿）、四环素（使胎儿发生腭裂和听力减退）、阿普唑仑、螺内酯、多西环素等。

（5）X类药：动物实验结果和临床资料证明对胎儿危害性大，一般已超出治疗所取得的有利效果，属于妊娠期禁用药物。常见的有甲氨蝶呤（可致胎儿唇裂、脑积水、阴道透明细胞癌、无脑、脑膜膨出等）、抗癌药物、性激素（如雌激素、孕激素）等。

根据以上对孕妇用药的分级，在孕前3个月，以不用C、D、X类药物为好，出现紧急情况必须要用时才考虑使用，一般情况下尽可能选用经临床多年验证无致畸作用的A、B类药物。

孕期用药的原则是：可用可不用的尽量不用，可以用一种的尽量不用多种，对同样效果的药用新药不如用老药（老药经过长期的临床验证，如有不良反应已被发现和总结）。

94 长期用药对怀孕有什么影响

慢性病患者往往需要长期甚至终身用药以治疗或控制疾病，

如果打算怀孕，除了要考虑疾病本身是否可以怀孕以及怀孕对下一代的影响外，还要考虑药物的影响以及是否能继续使用这些药物。

药物在体内代谢排泄是需要一定时间的，短效药一般很快就能代谢排泄掉，不会在体内蓄积；而一些半衰期长的药物停药后仍有可能在体内残留，对接下来的怀孕造成影响。有些药物有一定的毒性，在使用过程中可对生殖细胞造成影响（包括对精子的影响）；多数药物短期使用不会造成生殖细胞的遗传损伤。

因此，慢性病患者打算怀孕前应先到相关科室咨询，把所有使用过和正在使用的药物的名称、剂量、用法、服用时间以及药物说明书都提供给医师，医师会对药物进行分析并评估用药风险。从优生角度讲，孕前3个月最好无用药史。但是慢性病患者为了怀孕也不能擅自停药，这样会使原来的病情加重。如果怀孕后必须继续用药，可以选择对胎儿影响不大的相对安全的药物。

95 忽略用药对胎儿有没有影响

女性在不知道自己已经怀孕的情况下服用了药物称为忽略用药，忽略用药是否会影响胎儿呢？应根据用药的时间、剂量和药物的影响度来判断。

从目前的理论上讲，受精后2周之内用药可以产生"全或无"现象，因为输卵管内的受精卵到子宫内着床形成胚胎并与母体建立血液循环关系大约需要2周的时间，如果在这2周之内，母体的有毒有害物质影响到胚胎，要么胚胎自然淘汰，要么就是没有影响，所以称为"全或无"现象。而受精2周后用药，母体血液中的药物就有可能影响到胚胎，尤其是怀孕后头3个月内是胚胎组织器官分化的关键时期，此时胚胎对外界有毒有害物质的影响很敏

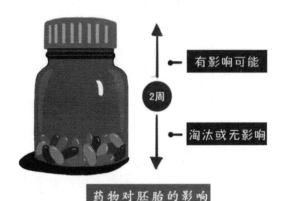

药物对胚胎的影响

感,容易导致发育障碍。以上是从用药时间上的分析,另外,药物的剂量和种类不同,对胎儿的影响也不同。

96 孕妇患了感冒怎么用药

感冒是常见病、多发病,女性怀孕期间机体免疫力有所降低,易患感冒,而此时对药物的使用又有诸多限制,那么孕妇患了感冒怎么办? 有些人认为,中药没有副作用,孕期可以随意应用。其实这是一种错误的观点,因为不管是西药还是中药,都有可能产生致畸作用,某些中药甚至还可能引起流产。因此,女性在妊娠期间患感冒时,应选择对胎儿没有危害或危害性较小的中药。一般来说,怀孕后头3个月尽可能不用药物,包括西药和中药,因为中药也是药,"是药三分毒"。孕妇感冒用药可根据妊娠时间来选择:

(1) 孕早期(3个月以内):怀孕后头3个月是胚胎形成的关键时期,孕妇应该尽可能不用药物;如果必须使用,应该选A、B类药物。如果孕妇患的是轻度感冒,不发热或者发热时体温不超过38℃,可以采取非药物疗法,如物理治疗等,并要多饮开水,多食用蔬菜水果,保持大便通畅。如果孕妇感冒时体温超过39℃,并且持续3天以上,就会影响胚胎细胞的发育,对胎儿神经系统的危害尤其严重；高热还可导致死胎，引起流产，这种情况下，应该听从医师的建议，必要时还要终止妊娠，以免病毒殃及胎儿。

（2）孕中期（4～6个月）：此时要慎重用药，像庆大霉素、链霉素、卡那霉素等对听神经有损害的药物应慎用，最好不用。如果有发热，可在医师的指导下选择一些毒副作用较小的中草药，如具有清热解毒、抗病毒作用的板蓝根、黄芩、菊花、桑叶、薄荷、鱼腥草、连翘、沙参、金银花等，也可选用中成药如银翘解毒丸、复方大青叶注射液、银黄口服液等。一些常见的抗感冒药如速效伤风胶囊、感冒通、康泰克、白加黑、康必得、快克等大多含有抗组胺药，孕妇不宜服用。若感冒时伴有高热，多提示病情较重，应及时就医，不应擅自服用退热药。

（3）孕晚期（7个月以后）：一般来说，这时服用感冒药对孕妇、胎儿都没有太大的影响了，因此可以在医师的建议下选择合适的药物。

孕妇一定要保持营养均衡以增强体质，天气变化时注意增减衣物。冬春季是感冒的多发季节，孕妇应避免接触感冒患者，少去人流比较集中的地方，减少旅行出差的次数，这些都是预防感冒的有效方法。

97 治疗甲状腺疾病的药物对怀孕有影响吗

常见的甲状腺疾病主要有甲状腺功能减退症和甲状腺功能亢进症。对于甲状腺功能减退症，主要使用人工合成的甲状腺素制剂进行替代治疗，常用的药物是左甲状腺素钠（优甲乐），对胎儿一般不会产生致畸作用，但是怀孕后需要在医师的指导下继续用药，并根据甲状腺功能的检查结果来调节药物的剂量。治疗甲状腺功能亢进症的药物主要包括丙硫氧嘧啶、甲巯咪唑、卡比马唑、甲硫氧嘧啶和放射性 ^{131} 碘。其中,丙硫氧嘧啶通过胎盘的量少、速度慢,是孕期治疗甲亢的首选药物。而甲硫氧嘧啶可使胎儿发生先天畸形的危险性明显增加,故甲亢患者怀孕后应避免选择甲硫氧嘧啶。放射性 ^{131} 碘可影响胎儿的甲状腺发育,造成先天性甲状腺功能减退症,再加上它具有放射性,有导致基因突变和染色体畸变的可能,故在怀孕后也应禁用。

需要注意的是,治疗甲亢的药物会对胎儿的甲状腺发育产生影响,有可能引起胎儿甲减,出生后成为克汀病患儿;此外,母体的甲状腺刺激性免疫球蛋白也可能引起胎儿甲亢。因此,甲亢患者应在服用小剂量药物即能控制病情的情况下怀孕,以维持血清游离甲状腺素（FT₄）在正常值的上 1/3 范围;分娩后应检测新生儿的血清促甲状腺激素（TSH）水平,避免新生儿甲亢和甲减的发生。

98 治疗糖尿病的药物对怀孕有影响吗

糖尿病患者的怀孕结局与其血糖控制的程度密切相关,血糖控制好的其怀孕结局通常是良好的。

降低血糖的药物主要有磺脲类药物、双胍类药物、葡萄糖苷酶抑制剂、胰岛素增敏剂和胰岛素,其中只有胰岛素是对孕妇相对安全的药物,口服降糖药可以通过胎盘对胎儿产生不良影响。因此,一旦考虑计划怀孕,应提前停用糖尿病的其他治疗药物,改用胰岛素,并在治疗过程中由专科医师评价病情程度以及血糖控制情况,从而选择怀孕的最佳时机。同时,在整个孕期中必须加强监测,根据血糖控制情况及时调整胰岛素的用量。

99 治疗高血压的药物对怀孕有影响吗

高血压患者应待血压控制平稳后再怀孕。适合孕妇服用的降压药主要有甲基多巴、硝苯地平、拉贝洛尔、硫酸镁等，这些药物对胎儿的发育没有不良影响；而血管紧张素转换酶抑制剂（如卡托普利）则不宜用于孕妇的降压治疗，因其有引起胎儿肺发育不全、新生儿肾衰的可能；β受体阻滞剂（如普萘洛尔）则与胎儿宫内缺氧、低出生体重儿和围产期死亡率增加有关，因此也不能用于妊娠期高血压的治疗。此外，治疗高血压的药物对男性的性功能也会产生一定的影响。

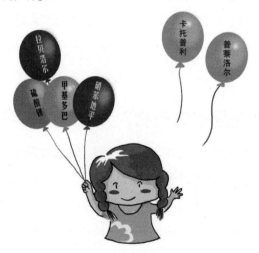

100 治疗贫血的药物对怀孕有影响吗

造成贫血的原因主要有造血功能障碍（如地中海贫血、缺铁性贫血、巨幼细胞贫血、再生障碍性贫血）、大量红细胞被破坏（如溶血性贫血）及失血（如子宫肌瘤导致的月经过多）等，因此，很多疾病都可能引起贫血。孕妇如发现贫血，应转诊至血液内科查明造成贫血的原因，并进行对因治疗。最常见的贫血是缺铁性贫血,其治疗药物主要是铁剂,对胎儿无不良影响。孕妇患有贫血时可根据贫血的程度选用口服或注射铁剂,必要时补充适量的维生素C,以促进铁的吸收和体内利用。

101 治疗妇科炎症的药物对怀孕有影响吗

常见的妇科炎症主要有阴道炎症、宫颈炎症和盆腔炎症。孕妇患有阴道炎症如滴虫性阴道炎、细菌性阴道病时可以选用甲硝唑(灭滴灵)口服,但要注意的是,该药在美国被列为妊娠期可以使用的药物,而我国的传统观念则认为孕期是不能使用的,因此使用时要权衡利弊。霉菌性阴道炎(外阴阴道假丝酵母菌病)在怀孕后常见,治疗时可以使用克霉唑栓塞阴道,该药对胎儿基本没有不良影响。

孕妇患有急性宫颈炎时,必须在获得宫颈分泌物的培养结果后,依据导致宫颈感染的病原体进行抗生素的选择。过去认为属于慢性宫颈炎表现的"宫颈糜烂",其实并不是真正意义上的宫颈糜烂,在排除宫颈癌的筛查后,只有那些平时白带常常是脓性的,而且量又多,或者存在同房后出血等情况的,才需要进行治疗。治疗慢性宫颈炎的药物很多是中成药,有些含有可能会诱发流产的大黄等,怀孕后应禁忌使用。治疗盆腔炎的药物主要是抗生素,常用的有青霉素类和头孢菌素类,这类药物对胎儿没有不良影响,是安全的;此外,阿奇霉素、红霉素等也是比较安全的。

102 孕妇能不能接种疫苗

疫苗是预防疾病的常用手段。孕妇的免疫力较差,更容易受到疾病的威胁,按理说,她们比一般人更需要接种疫苗来预防疾病;另外,在长长的10个月的妊娠过程中,孕妇难免会遭到一些疾病的侵袭,有时确实需要注射防疫针。但是孕妇正处在人生的特殊时期,注射疫苗会不会给腹中的胎儿带来不良影响呢?对孕妇来说,哪些疫苗是不能接种的,哪些是可以接种的呢?

孕妇能否接种疫苗,主要取决于疫苗的种类,即这种疫苗是活疫苗还是死疫苗。

减毒活疫苗是指用弱毒或无毒,但免疫原性强的病原微生物及其代谢产物,经培养繁殖后制成的疫苗,能起到长期或终身的保护作用。常用的减毒活疫苗有卡介苗、麻疹疫苗、脊髓灰质炎疫苗等,这类疫苗孕妇最好不用。

死疫苗则是指经过处理的死病原体制成的疫苗,利用其抗原性使机体产生保护性抗体而发挥免疫作用,要反复注射几次才能得到长期的保护作用。常用的死疫苗有伤寒疫苗、百日咳疫苗、钩端螺旋体疫苗、斑疹伤寒疫苗、乙型脑炎疫苗等,这类疫苗接种后不会影响到胎儿,孕妇在需要时可放心接种。

狂犬病疫苗是在特殊状况下需要注射的疫苗,也就是说被动物咬伤后才需要注射。狂犬病疫苗是灭活的死疫苗,不会对胎儿的智力发育和身体发育造成影响。

孕妇是否需要接种疫苗、能否接种疫苗是一件必须审慎的事情。如果孕妇有接种疫苗的需求,应该向医师说明自己怀孕的情况,并说明以往、目前的健康情况和过敏史等,让专科医师决定是否注射,这才是最安全可靠的方法;同样,准备怀孕的女性在注射疫苗前应该咨询医师,明确注射后多久怀孕才安全,方可计划怀孕,尽可能避免疫苗对胎儿的影响。一般接种疫苗至少在孕前3个月进行,除非孕妇正处于疾病流行区域中。

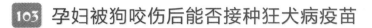 103 孕妇被狗咬伤后能否接种狂犬病疫苗

孕妇被狗咬伤后,应当和普通人一样,立即按预防狂犬病的救治常规进行治疗,到医院清创,然后注射狂犬病疫苗和抗狂犬病血清;如果孕妇在半年内曾经注射过狂犬病疫苗,则无须再注射该疫苗了。

狂犬病是一种人畜共患的急性传染病,可防不可治,人感染上狂犬病病毒后,潜伏期一般为15日～6个月,多数在3个月内发病,发病后死亡率达100％。因此,被狗咬伤后必须及时接种狂犬病疫苗。

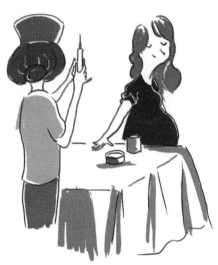

孕妇被狗咬伤后,注射狂犬病疫苗不会对胎儿造成不良影响。根据《中华人民共和国药典》规定,狂犬病疫苗无特殊的禁忌证,所以孕妇是可以接种的。因为狂犬病疫苗是灭活的死疫苗,其中没有一种成分会影响人类生殖细胞的染色体,也不会对胚胎或胎儿的智力发育和身体发育造成影响。

因顾虑注射狂犬病疫苗和抗狂犬病血清可能发生的不良后果,拖延或拒绝治疗,反而会因此而付出本可避免的代价。

104 哪些药物会对男性的生殖功能造成影响

对男性来说,有些药物可以影响精子的生成或降低性功能,从而对生殖功能产生不良影响,例如,抗高血压药可乐定、利舍平、胍乙啶、肼屈嗪等,抗精神病药氯丙嗪、奋乃静、多虑平等,镇静催眠药司可巴比妥钠、苯巴比妥等,皮质激素类药可的松、泼尼松等,抗组胺药苯海拉明、异丙嗪、西咪替丁等,某些抗生素如呋喃唑酮、呋喃妥因等,抗肿瘤药物等。因此,计划怀孕的男性应尽量避免使用这些药物。

第六章

相关疾病

105 孕期患了霉菌性阴道炎怎么办

霉菌性阴道炎又称外阴阴道假丝酵母菌病（VVC），是由外阴阴道假丝酵母菌引起的阴道炎，临床上分为单纯性和复杂性（复发性VVC、重度VVC、妊娠期VVC等）两大类。本病多见于孕妇、糖尿病患者以及长期大量使用皮质激素、免疫抑制剂、广谱抗生素者。

VVC的好发因素包括妊娠、口服避孕药或雌激素、患有糖尿病、大量应用广谱抗生素、阴道内乳酸杆菌减少、过度冲洗破坏阴道内生态环境、穿不透气衣服、铁缺乏、使用不合格女性用品、接触化学品、不洁性行为等。

VVC主要表现为外阴瘙痒，有时较剧烈，白带呈块状或豆渣样，妇科检查可发现外阴充血水肿，甚至皮肤皲裂，阴道分泌物呈凝乳状或豆渣样，可见白色膜状物黏附在阴道壁，擦净后可见黏膜红肿。阴道分泌物实验室检查提示真菌感染。

如果在怀孕前发现有霉菌感染，应在治愈后再怀孕。如果在怀孕早期感染了霉菌，症状不明显者可等到怀孕3个月以后再用药物治疗，症状明显影响正常生活者可应用B类药物（局部用药，

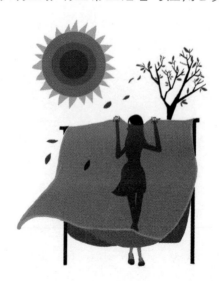

在医师的指导下使用）。

　　平时应多注意局部卫生，注意饮食，忌辛辣、油炸类及过甜的食物。有人认为患了VVC需要用碱性溶液冲洗阴道，这是错误的，因为过度的阴道冲洗会破坏阴道内的生态环境，引起菌群失调；另外，阴道冲洗对于孕妇更是禁忌的。

106 孕期患了滴虫性阴道炎怎么办

　　滴虫性阴道炎是常见的妇科炎症，通过接触被滴虫污染的物品及性交传播，主要表现为阴道分泌物多，呈黄色泡沫状，可伴有外阴瘙痒。妊娠期患了滴虫性阴道炎是否需要治疗、可不可以使用药物，对孕妇来说会很纠结，专家认为还是需要治疗的，因为其白带多、瘙痒的症状会使人坐立不安，还有可能导致上行性感染，引起羊膜炎、胎膜早破、宫内感染等。孕妇患了滴虫性阴道炎可用B类药物治疗，但一定要遵照医嘱用药，一般以阴道局部塞药为主。

　　阴道冲洗对于孕妇是禁忌的。护理方面应保持外阴清洁、干燥，避免抓挠造成皮肤破损；还要勤换内裤，清洗内裤时要用单独的盆具，内裤及毛巾要煮沸消毒。提倡淋浴，尽量少泡浴池，因为滴虫在外界环境中有很强的生存能力，而40℃左右的浴池水温最适合滴虫生长，很容易产生交叉感染。另外，家中的浴盆使用后要清洗干净，排便时尽量不使用公共厕所的坐式马桶。

107 子宫肌瘤患者能不能怀孕

　　子宫肌瘤是女性的常见病、多发病，发病率在20%左右，常见于30～50岁女性。子宫肌瘤属于良性肿瘤，由子宫平滑肌及结缔组织构成,根据肌瘤的位置可分为黏膜下肌瘤、浆膜下肌瘤和肌壁间肌瘤,大多数为肌壁间肌瘤。黏膜下肌瘤多有月经过多、经期延长等表现,中小型肌壁间肌瘤和浆膜下肌瘤不一定有自觉症状。子宫肌瘤患者在怀孕前可以先做一下B超,看看肌瘤的大小及部位。有以下几种情况时建议先手术再怀孕:①黏膜下肌瘤,因为黏膜下肌瘤除了有月经过多、经期延长外,还可能产生不孕;②肌瘤直径在4cm以上;③位于宫颈及子宫峡部的肌瘤;④有月经过多的症状;⑤短期内肌瘤生长速度快。

如不做手术就怀孕,怀孕期间由于激素的作用以及血流的增加,可使肌瘤在短期内长得较快,要有心理准备。如做手术治疗,由于手术对子宫的创伤,术后在一定的时间内不能怀孕。

108 子宫肌瘤手术后需要间隔多久才能怀孕

对于做子宫肌瘤手术后间隔多久才能怀孕这个问题,要综合许多因素来考虑,如肌瘤的大小、位置、数目,手术的方式,手术医师的技术以及医院的综合情况等。现在随着医疗技术的飞速发展,尤其是各类腔镜手术的娴熟运用,使得子宫肌瘤术后等待怀孕的时间较传统手术方法有了明显的缩短。

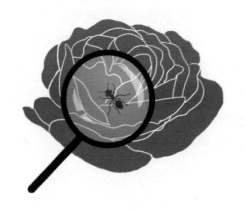

一般来说,如果医院的总体医疗水平过硬,手术医师的技术娴熟,那么,子宫肌瘤术后的避孕时间主要取决于术前B超及术中所见肌瘤的大小和位置的深浅,如果为浆膜下肌瘤,且距离子宫内膜较远,一般在术后6个月

可以试孕；如果肌瘤底部距离子宫内膜较近，且手术过程中未穿透宫腔，术后应避孕6～12个月；如果肌瘤底部贴近子宫内膜或者手术中穿透宫腔者，术后一般需要避孕1年以上。

109 妊娠合并卵巢囊肿怎么办

卵巢囊肿是位于卵巢上的囊性肿块，可以有各种不同的性质和形态，如可分为单一型或混合型、一侧性或双侧性、囊性或实质性、良性或恶性等。大多数卵巢囊肿是生理性的，如滤泡囊肿、黄体囊肿，一般于下次月经第5天复查时会自行消失。比较多见的还有卵巢子宫内膜异位囊肿，是由于正常的子宫内膜种植在卵巢上，引起反复发生的卵巢出血，从而形成了囊肿，因囊内液体较稠，呈深咖啡色，类似巧克力，故又称巧克力囊肿，患者往往伴有痛经。除了生理性囊肿和巧克力囊肿以外，其他病理性囊肿还有卵巢良性囊性肿瘤、交界性肿瘤、畸胎瘤（约90％为良性），比较少见的还有卵巢恶性肿瘤，大多数是实质性的。

妊娠合并卵巢囊肿时，首先要判断囊肿是良性的、恶性的还是生理性的，其次要看囊肿的大小，如果孕前检查未发现卵巢囊肿，大多为与怀孕有关的生理性囊肿，到一定时期会自然消退；如果囊肿的直径小于5cm，基本可排除恶性可能，一般以观察为主，定期复查即可；如果是较大的囊肿，又不能排除恶性，一般在孕中期进行手术治疗。虽说畸胎瘤大多为良性，但巨大畸胎瘤的囊内含有毛发、牙齿等不均质物质，因重心关系容易发生扭转，因此可考虑在孕中期行手术切除。值得注意的是，合并卵巢囊肿的孕妇如果突然发生下腹剧烈疼痛，需考虑到卵巢囊肿扭转、破裂的可能。

110 第一胎打过黄体酮保胎的,第二胎是不是也要打黄体酮

在育龄女性中,总的妊娠流产率约为15%,如果把生化妊娠也算上去的话,总的胚胎丢失率高达60%~70%。在所有受孕后的胚胎中,大约只有1/3是正常的可以保留下来的胎儿。所谓"生化妊娠",是指在怀孕的极早期就发生流产了,怀孕者可能自己也不知道,只表现为月经推迟了几天,经量稍多、时间稍长而已。怀孕其实是一个试错的过程,也就是遵循优胜劣汰的自然规律的选择过程。黄体酮是一种孕激素,在孕早期,孕激素的来源有两个,一是卵巢的黄体分泌的,二是胚胎的滋养细胞分泌的。在孕早期检测血孕酮(最主要的孕激素)水平是判断胚胎好坏的一个指标,血孕酮呈低水平或逐步下降状态,意味着流产和宫外孕的可能性比较大。因此,检测孕激素的目的不是为了补充黄体酮,而是为了了解妊娠的预后。

黄体酮保胎适用于怀孕期间母体内支持胚胎生存的孕激素水平不足,如孕妇年龄过大、卵巢功能低下、有卵巢手术史、做试管婴儿等,可能因孕激素水平不足而产生先兆流产迹象,此时医师会采用黄体酮支持疗法,即所谓的"保胎治疗"。

怀第二胎后是否需要用黄体酮来保胎与怀第一胎时是否用过黄体酮无关,要根据怀孕后的具体情况由医师决定。

111 发生先兆流产时必须卧床休息保胎吗

先兆流产是指有阴道少量出血、腰酸、轻微下腹痛等似乎要流产的先兆征象,但胚胎仍存活,可以保留,且大多数保留成功者。先兆流产的保胎治疗包括药物应用和卧床休息,药物主要是

指黄体酮,还有中药。

对于卧床休息保胎,其实际作用往往是被夸大了,其实这只是一种支持治疗和心理安慰。如果一个胚胎就要被淘汰了,仅靠卧床休息是留不住的。试想,如果运动和活动能使胚胎掉下来,那么平时的人工流产手术就可以用剧烈运动来代替了。近一半以上的流产是胚胎染色体异常造成的,在这种情况下无论你怎么做都是注定要流产的,别说是卧床休息,哪怕天天打黄体酮都没有用。

如果孕早期出现了先兆流产征象,适当休息是需要的,同时应避免性生活,但并不一定要卧床休息,也不主张一直卧床休息。

112 先兆流产保胎后怎么进行监测和护理

先兆流产的处理原则是以安胎为主,如果胚胎正常,经过休息和治疗后引起流产的原因被消除,无阴道流血和腹痛,B超显示胎儿的大小正常、胎心正常,就是保胎成功了。在接下来的妊娠期内,应密切关注以下几点,加强监测和护理,直至分娩。

(1)心理疏导:孕妇如果不了解流产的可能原因,会因此而产生焦虑、恐惧、紧张等不良情绪,易加速流产,所以,家人和医护人员应多作心理疏导,以消除其顾虑,使其保持心情舒畅,以利安胎。

(2)注意休息:适当休息是需要的,但不必绝对卧床,有出血时应卧床休息。

(3)注意阴道出血的量和性质:随时观察排出液中是否有组织物,必要时保留会阴垫让医师观察。根据出血量及腹痛情况随时了解先兆流产的发展。

(4)减少刺激:禁止性交,避免不必要的阴道检查,减少对子宫的刺激。

（5）注意并发症：如下腹阵痛加剧而出血量不多，应注意是否有其他并发症，并及时就诊；遇有阵发性下腹剧痛伴出血增多，应立即去医院就诊。

（6）阴道排出物要送检：如有组织物排出或出血量增加，应携带排出的组织物去医院就诊。

（7）保持大便通畅：多吃蔬果，防止便秘，以减轻腹压。

（8）加强营养：食物要易消化，忌食辛辣刺激性食物。注意饮食卫生，防止肠道感染，以免因腹泻引起流产。

（9）其他：防寒保暖，预防感冒，禁用妊娠禁忌药物。妊娠3个月内勿抬重物，勿攀高，勿远游，避免疲劳，避免性生活，以免伤胎。

113 患过宫外孕的女性可以再次妊娠吗

患过宫外孕的女性能否再次妊娠应视治疗方法和双侧输卵管的具体情况而定。若做过患侧输卵管切除术而对侧输卵管通畅时，多数有生育机会；如患侧输卵管切除后对侧输卵管也不通畅，则自然妊娠的可能性很小。

近年来对输卵管妊娠多采用药物治疗，即使做手术或腹腔镜手术亦多采用保守性方法，即不切除患侧输卵管，而是切开输卵管，挖出囊胚，再予以缝合，使再次生育的机会大为增加。曾有报告，采用保守性手术者再次妊娠率可达80%以上，比输卵管切除术者高得多。

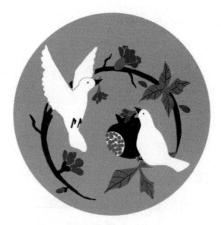

一般来说，患侧输卵管切除后，如对侧输卵管通畅，就可以有正常的妊娠，可是当对侧输卵管有炎症且通而不畅时会再次出现宫外孕；另外，药物治疗或保守性手术后也有再次发生宫外孕的可能。据统计，宫外孕术后，约10％的患者会再次发生宫外孕。随着医学技术的提高，保守性手术的实施和对对侧输卵管的合理处理，宫外孕的再发生率已明显降低。

为了防止再次发生宫外孕，必须注意以下两个问题：①术后做输卵管造影检查，如果通畅，可放心怀孕；②孕后早做B超检查，一旦发现宫外孕，可以早作处理。

114 肝功能异常或脂肪肝对怀孕有影响吗

妊娠后肝脏的负担会随着孕周的增加而加重。胎儿的呼吸、排泄等依靠母体来完成；孕妇的热量需求骤然增大，蛋白质、维生素和矿物质的需求量增加；各种性激素的分泌有赖于肝脏对脂肪的运转和胆汁排泄；分娩时孕妇紧张、饥饿，肾上腺素分泌增多，糖原储备下降……这些因素都有可能导致肝功能受损或使原有的肝脏疾病加重。

如果在原有肝脏疾病的基础上妊娠，就会增加孕妇的消耗，易引起流产、早产、胎儿死亡；足月妊娠分娩时，更易引起凝血功能障碍，导致产后大量出血，母婴病死率均高。因此，体检时若发现肝功能异常或脂肪肝应积极治疗，待肝功能恢复至正常范围方可考虑怀孕。同时还需注意以下几点：①不可吸烟，烟草中含有多种有害物质，会阻碍肝功能的恢复；②不要乱用药物，尤其不要使用对肝功能有损害的药物，如四环素、磺胺类等；③避免进食不洁、不熟的贝壳类海产品等；④在整个妊娠期间，必须定期进行肝功能检测，一般每1～2个月检测一次，一旦发现异常，就要咨询专科医师予以处理；⑤产后继续保肝护肝，回奶不宜用雌激素；⑥避免进食高糖、高脂肪食物，不宜长期吃素，不宜滥服温热补品，还要限制饮用咖啡、浓茶等饮品。

115 父亲或母亲为乙肝患者，其孩子会得乙肝吗

乙型肝炎病毒（HBV）感染的主要诊断依据是乙型肝炎表面抗原（HBsAg）阳性。HBsAg阳性持续6个月以上为慢性乙型肝炎病毒感染，如果肝功能正常，称为慢性乙型肝炎病毒携带者；如果肝功能异常，且排除其他原因，则称为慢性乙型肝炎患者。如果孕妇HBsAg阳性，其新生儿是感染乙型肝炎病毒的高危人群。HBsAg阳性的母亲将乙型肝炎病毒传给子代，主要发生在分娩过程中和分娩后，而分娩前宫内感染的概率低于3%。30%左右的HBsAg阳性和乙型肝炎e抗原（HBeAg）阴性孕妇，甚至少数HBeAg阳性孕妇，虽然其HBV DNA阴性，但血液中仍有HBV，故具有传染性。因此，孕妇HBsAg阳性时，无论其HBV DNA水平高低，甚或是阴性，如果不采取免疫预防措施，其新生儿均有感染乙肝病毒的可能性。所以慢性HBV感染者在计划妊娠前最好由肝病科医师评估其肝功能，肝功能始终正常的感染者可以正常妊娠；肝功能异常者经治疗且停药6个月以上复查正常者也可妊娠，但妊娠后必须定期复查肝功能，尤其是妊娠早期和晚期。其新生儿必须在出生后12小时内注射乙型肝炎免疫球蛋白并全程接种乙型肝炎疫苗（出生时、1个月、6个月各注射一次）。

如果一对夫妇中只有男方为乙肝病毒携带者，其孩子患乙肝的概率很小，因为孩子受不受传染主要取决于母亲。如果男方的乙肝病毒载量不高，孩子受感染的概率非常小；如果男方的乙肝病毒载量比较大，孩子受感染的概率也不会超过30%，此种情况

下，建议在孩子出生后12小时内接种乙型肝炎疫苗加乙型肝炎免疫球蛋白。

116 乙肝病毒感染者在怀孕前应采取什么措施

乙肝病毒感染者在怀孕前应到肝病科进行体检并接受优生指导。首先是检查肝功能，了解目前的肝功能是否正常，有无转氨酶、胆红素增高，是否为乙肝活动期。其次是做乙肝三系及HBV DNA检测，看看病毒的复制情况。最后做一下B超，看看有没有早期肝硬化。如果目前乙肝处于稳定期，肝功能正常，可以怀孕，但怀孕阶段要注意营养、休息及关注肝功能的变化。

为预防母婴传播，以前曾采取怀孕最后3个月每个月注射乙肝免疫球蛋白的方法，现在认为意义不大。现在预防母婴传播的主要方法是新生儿一出生就注射乙肝免疫球蛋白和乙肝疫苗，以后间隔1个月和6个月再各接种一次乙肝疫苗，这样就能预防90％以上的母婴传播。

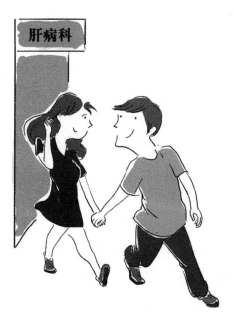

117 乙肝病毒感染者何时怀孕比较好

如果仅仅是乙肝病毒携带者，肝功能在正常范围内，暂时无须治疗，而且可以正常怀孕，但需注意产前检查，并进行母婴阻断，以预防孩子被感染。如果是肝功能不正常的乙型肝炎患者，就应该到专科门诊进行积极正规的抗病毒治疗，待病毒复制指标转阴或复制能力降低时，停药后观察病情稳定、肝功能正常半年以上再怀孕较为安全；如果短期的抗病毒治疗不能实现上述目标，就需要在医师的指导下选择对胎儿影响最小的方法，边治疗边考虑生育问题。

118 甲状腺功能异常对生育有何影响

甲状腺位于喉头的前下方，分左右两叶，中间有峡部相连。虽然它的体积较小，但它分泌的甲状腺激素的作用范围十分广泛，几乎遍及全身各个组织器官，且作用迟缓而持久。甲状腺激素主要调节人体新陈代谢、生长发育等基本生理过程，对于1岁以内婴儿的中枢神经系统发育极为重要。新生儿甲状腺功能减退时不仅表现为身材矮小，而且有脑功能发育障碍造成的智力低下，称为呆小病。若在1岁之内及时补充适量的甲状腺激素，患儿的脑功能还有可能恢复正常；如果此时未及时补充，以后即使大量补充甲状腺激素，也不能使患儿的脑功能恢复正常。

甲状腺功能减退症简称甲减，是由于甲状腺激素的合成、分泌或生物效应不足引起的一种综合征，多由于甲状腺功能亢进症治疗后、甲状腺手术后、桥本甲状腺炎所致，一般都有家族发病史。

在妊娠早、中期（妊娠20周之前）胎儿自身的甲状腺功能完全建立之前，胎儿脑发育所需的甲状腺激素主要来源于母体，母体的甲状腺激素缺乏,可以导致胎儿的智力发育障碍。所以在孕前3～6个月一定要做甲状腺功能检查,如有甲减应及时治疗,使血清促甲状腺激素(TSH)达到正常水平再考虑怀孕。如既往无甲减史,在妊娠期间诊断为甲减,应立即进行治疗,使血清TSH尽快达到妊娠时的特异性正常范围。妊娠后所用的药物剂量通常较妊娠前增加30％～50％,常用的药物有左甲状腺素钠(优甲乐)。妊娠合并甲减需要多科医师联合诊治,如甲减出现严重并发症则不宜妊娠。

甲减除了影响胎儿的脑发育外,还可能与妊娠高血压疾病、胎盘早剥、产后出血、胎儿窘迫、早产及低出生体重儿的发生有关。

甲状腺功能亢进症(即甲状腺激素分泌过多)简称甲亢,妊娠合并甲亢者不多见,其发病率据国内报道为0.2％～1％。但是妊娠后一旦发生甲亢,分娩期出现甲亢危象时可危及孕产妇的生命。甲亢患者如果病情未控制,建议先治疗,待病情稳定后再怀孕,孕期应密切监测甲状腺功能;如果患者正在服用抗甲状腺药物,应改用对胎儿影响较小的药物(首先考虑丙硫氧嘧啶)后再怀孕。如在妊娠期间发生甲亢,在告知甲亢对妊娠及胎儿可能带来的风险后,患者仍选择继续妊娠,则首选丙硫氧嘧啶治疗,但有严重的并发症时则不宜妊娠。甲亢患者妊娠、分娩时,发生妊娠高血压疾病、糖尿病、胎盘早剥、甲亢危象的风险会增加,流产、早产、胎儿宫内生长迟缓、足月小样儿的危险性也会增加;另外,母体的甲状腺刺激抗体(TSAb)可以通过胎盘刺激胎儿的甲状腺,引起胎儿或新生儿甲亢。

甲状腺功能检测的数值及临床意义如下:

(1) 正常参考值(化学发光法):血清 TSH 为 $0.4～4.0\mu IU/ml$,游离三碘甲状腺原氨酸(FT_3)为 2.62～5.70pmol/L,总甲状腺素

（TT₄）为 62.68～150.84nmol/L。

（2）临床意义：①甲亢时 TSH 明显降低，三碘甲状腺原氨酸（T₃）、FT₃、TT₄、游离甲状腺素（FT₄）均明显增高；②甲减时 TSH 明显增高，T₃、FT₃、TT₄、FT₄均明显降低。

119 感冒对怀孕有影响吗

感冒可分为流行性感冒和普通感冒两种。

流行性感冒是由流感病毒引起的，可表现为发热、浑身酸痛，全身症状比较明显，而局部呼吸道症状如流鼻涕、咳嗽、咳痰等不明显。流行性感冒可因流感病毒通过胎盘而影响胚胎的发育；如停止发育，可造成死胎、流产。另外，胚胎组织的主要成分是蛋白质，对高热非常敏感，而孕早期的胚胎处于形成、组织器官分化的关键时期，此时，任何原因引起母体高热（包括流感引起的高热）都将产生非常严重的后果。

普通感冒俗称"伤风"，主要是着凉、感受风寒或过敏引起的，以呼吸道卡他症状为主，如咳嗽、流涕、打喷嚏等，一般无发热，也不符合流行病学特征，这种感冒对怀孕没有多大影响。

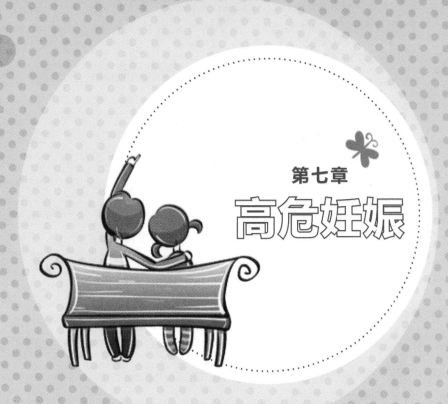

第七章

高危妊娠

120 高龄女性再生育会面临哪些问题

（1）生育能力下降：高龄女性（35周岁以上）再生育时，首先面临的是生育能力的下降。女性的生育能力在30岁到达顶峰后开始走下坡路，此时卵巢的排卵功能会减弱或不稳定，子宫内膜的容受性及营养性不如以往。一些高龄女性以前曾经有过人工流产等宫腔操作史，可能导致子宫内膜受损留下瘢痕或内膜变薄，这就好像土地贫瘠，种子不易发芽一样。

（2）妊娠流产率增加：高龄女性一旦怀孕，由于生殖内分泌能力不足，加上子宫内膜环境不好、妊娠合并症等原因，其病理性妊娠（如葡萄胎、难免流产等）的发生率比年轻孕妇高得多。

（3）出生缺陷儿增加：孕妇年龄过大时因卵巢老化，使胎儿染色体的结构和数目发生异常，基因突变的发生率增加，尤其是唐氏综合征（21-三体综合征）的发生率也可随母亲年龄的增大而增加。

（4）难产的发生率增加：高龄孕妇由于骨盆内韧带及盆底肌肉弹性降低，会使产程延长，难产、手术产的机会增加，新生儿并发症的风险也会增加。

（5）围产儿并发症增加：高龄孕妇病理性妊娠的概率增加，胎死宫内的发生率也会增高。另外，高龄孕妇的早产率比年轻孕妇高，而脑瘫的发生与早产有关。

121 高龄女性孕前保健有哪些内容

（1）孕前健康教育：孕前健康教育的目的是增强预防出生缺陷的意识，树立"健康饮食、健康行为、健康环境、健康父母、健康婴儿"的预防观念。

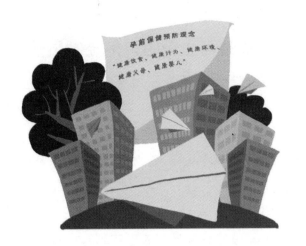

（2）孕前保健：在常规孕前体检的基础上，根据高龄女性夫妻双方的具体情况进行有针对性的检查。①生育能力评估：包括性激素水平测定、排卵监测、超声检查，必要时进行宫腔镜检查。②针对孕育史情况的检查：对有不良妊娠结局史者，应当对每一次不良妊娠结局进行分析，确定需要进行的检查。③针对疾病史的检查：对高龄女性所患的慢性疾病进行专科检查，确定疾病对其健康和生命的影响，并评估其是否能够承受妊娠以及可能对胎儿造成的影响。④针对不良环境因素的检查：如果高龄女性的职业环境和生活环境中有不良因素存在时，应当进行相关的检查。比如，女性有长期化妆的习惯时应当进行尿铅检查。⑤其他相关检查：通过对高龄女性夫妻的咨询、病史收集和医学检查，如果发现有其他高风险因素存在时，应当建议进行相关的针对性检查，并提出具体检查项目。

（3）孕前风险评估：通过孕前健康检查，对夫妻双方的病史及体格检查、实验室检查、医学影像学检查结果等所有资料进行综合分析，识别、判断和评估可能导致出生缺陷等不良妊娠结局的遗传、环境、心理、身体和行为等方面的风险因素，形成评估结论并提出医学指导意见，供计划怀孕的夫妻知情选择。

122 高龄女性再生育时如何控制风险

（1）高龄女性计划怀孕前要做全身体检及妇科检查,如有糖尿病、高血压、肥胖症等基础疾病,要请专科医师评估是否可以怀孕以及怀孕的风险有多大,再决定是否再生育。

（2）一旦怀孕后即被列入高危行列,应认真对待。

（3）凡是孕期可以做的产前检查和诊断都不要遗漏,如妊娠11～13周做B超检查,测量胎儿颈项透明层厚度,早期发现染色体病的迹象;妊娠19～23周做羊膜腔穿刺,进行胎儿染色体核型分析,早期诊断染色体病;妊娠25周左右做三维B超,排除大的胎儿畸形。

（4）高龄女性容易得妊娠期糖尿病,所以怀孕后一定要做规范的糖尿病筛查,如果发现糖尿病,在饮食控制、运动干预后血糖仍不能控制的情况下适时应用胰岛素,定期监测血糖,确保血糖处于正常范围内。

（5）及时发现妊娠高血压疾病,预防子痫的发生。

123 高龄生育会增加孩子智力发育不全的风险吗

智力发育不全是指在胚胎或出生以后,由于各种原因造成中枢神经系统发育障碍,以智能障碍为特征的一组疾病。其病因复杂,可分为以下几个方面:

（1）胎内因素:母亲在妊娠早期发生某些过敏性疾病、病毒感染或接受放射线照射等,均可影响胎儿的脑发育。

（2）胎儿缺氧:难产、产钳分娩、负压吸引、脐带绕颈等,均可导致胎儿宫内缺氧、颅脑外伤,从而造成智能障碍。

（3）出生后因素:婴幼儿高热、脑炎、脑膜炎或全身感染影响神经系统发育,或原发性癫痫反复发作等,均可继发智能障碍。

（4）遗传及代谢障碍:现已证明,约10%的智力发育不全与染色体畸变有关。近亲婚配的夫妻,其子女发生智力发育不全的概率增大。另外,约50%的智力发育不全病因不明。

由于高龄孕妇的胎儿发生遗传及代谢障碍的风险增加,所以孕前及产前要做正规的检查,排除胎儿遗传及代谢障碍。但是产前检查并不能发现所有智力发育不全的胎儿,所以还要关注出生后的因素,并注重孩子的智力开发。

124 高龄男性对生育孩子的质量有影响吗

很多人都知道,高龄产妇尤其是40岁以上的产妇生下出生遗传缺陷儿的风险增大,特别是生下21-三体综合征患儿的风险大大增加;殊不知,高龄丈夫所生孩子出生缺陷的风险也挺大的。在近期的《自然》杂志上,科学家证明男性的生育年龄越大,遗传突变基因带给其子女的风险就越大。

研究人员对78位冰岛父母及其子女进行了DNA测序,他们发现,高龄父母所生子女的DNA上存在着与自闭症和精神分裂症相关的基因突变,且约97%的基因突变来自于父亲。

为什么高龄男性所生孩子的基因突变率这么高呢?因为女性的卵子在青春期之前就已经有了,只不过是每个月释放出一个来,因此这个突变基因与女性的年龄无关;而男性是每隔16天才产生一次睾丸细胞分裂,每个细胞中的DNA复制成新的个体,用于制造新精子,这种方式类似于复制,就好像人与人之间的传话,一句话传过几个人以后,原话就会被改变。伴随着年龄的增长,男性睾丸细胞DNA的复制能力减弱,出现基因突变的概率就会逐渐增高。

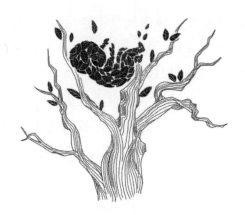

　　研究发现,40岁以上男性所生孩子存在潜在致病基因突变的概率是20多岁男性所生孩子的2倍。研究人员还把45岁以上的父亲生下的孩子与20～24岁父亲生下的孩子进行了对比,结果发现,前者患躁郁症的概率是后者的近25倍,患注意力不足多动症的概率是后者的13倍,患精神分裂症的概率比后者高约1倍,患自闭症和有自杀倾向的概率也比后者高3倍多。

　　当然,不是所有高龄父亲所生的孩子都会患精神疾病,实际上其绝对风险还不到1％。

125 妊娠期糖尿病是怎么引起的

　　妊娠期间的糖尿病有两种情况,一种是妊娠前已确诊患了糖尿病,称为糖尿病合并妊娠;另一种是妊娠前糖代谢正常或有潜在的糖耐量减退,妊娠后才出现或确诊的糖尿病,称为妊娠期糖尿病(GDM)。在糖尿病孕妇中,约90％为妊娠期糖尿病,糖尿病合并妊娠者不足10％。妊娠期糖尿病患者在终止妊娠后多数能恢复正常,但以后罹患2型糖尿病的风险增加,再次妊娠时再发妊娠期糖尿病的机会也增加。

　　妊娠期糖尿病的高危因素有以下几种:

（1）孕妇年龄超过35岁，妊娠前有肥胖或超重、糖耐量异常、胰岛素抵抗、多囊卵巢综合征等。

（2）孕妇有糖尿病家族史或不良妊娠分娩史，如不明原因的难免流产、死产、死胎、胎儿畸形、巨大儿、羊水过多、妊娠期糖尿病病史等。

（3）本次妊娠有胎儿大于孕周、羊水过多、反复发作的霉菌性阴道炎等情况。

如果孕妇在妊娠前就已确诊为糖尿病，这种情况就是糖尿病合并妊娠。很多孕妇孕前未做过血糖等检查，并不知道自己是否患有糖尿病，可以在首次产前检查时明确诊断。达到以下任何一项标准可以诊断为糖尿病合并妊娠：①空腹血糖≥7.0mmol/L；②糖化血红蛋白≥6.5％；③伴有典型的高血糖症状，同时任意血糖≥11.1mmol/L。

未定期做孕期检查者，如果首次就诊时间在妊娠28周之后，建议初次就诊时做口服葡萄糖耐量试验。

126 妊娠期糖尿病对胎儿有哪些影响

糖尿病患者妊娠后，其不良结局的可能性增加，究其原因，主要有以下几种：

（1）糖尿病孕妇常发生羊水过多、下生殖道炎症、胎膜早破等，易导致早产；同时，糖尿病孕妇易并发妊娠高血压疾病、胎儿窘迫等，有时需提前终止妊娠。

（2）因胎儿长期处于高糖状态中，巨大儿的发生率增加，使得难产率及剖宫产率均增加。

（3）由于孕妇高血糖，减少了胎盘对胎儿的血氧供应，可导致胎儿宫内缺氧，严重时可发生胎死宫内。

（4）胎儿畸形率明显增加，以心血管畸形和神经系统畸形最为常见。糖尿病孕妇胎儿畸形的发生率是正常孕妇的7～10倍，其原因与受孕后最初数周的高血糖水平密切相关。

（5）糖尿病孕妇所生的新生儿死亡率增高，还可发生新生儿呼吸窘迫综合征、新生儿低血糖等。

127 生第一胎时患有妊娠期糖尿病，再生育时如何防治

生第一胎时患有妊娠期糖尿病，再生育时发生妊娠期糖尿病的概率高达33％～69％。

再生育时复发妊娠期糖尿病对母体、胎儿的健康均有很大的影响，因此要做好防治工作。在怀孕前就必须控制好血糖，以减少胎儿畸形的发生；怀孕后要到专科做糖尿病筛查，并定期监测血糖，以确保血糖维持在正常水平。合理饮食、适当运动、控制体重对减少糖尿病的发生、减缓其发展有非常大的意义。如果通过饮食控制、运动干预后血糖控制仍不满意，应在医师的指导下使用胰岛素。

128 如何对妊娠期糖尿病孕妇进行母儿监护？一定要剖宫产吗

孕早期妊娠反应可能给血糖控制带来困难，应密切监测血糖变化，及时调整胰岛素用量，以防发生低血糖。孕早期每周检查一次血糖，直至妊娠第10周；孕中期应每2周检查一次血糖。一般妊娠20周时胰岛素需要量开始增加，应及时进行调整。妊娠20周以后，应每个月测定一次肾功能及糖化血红蛋白含量，同时

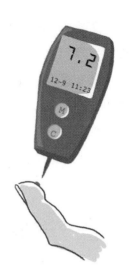

进行眼底检查；妊娠32周以后应每周检查一次，注意血压、水肿、尿蛋白情况，并对胎儿发育、胎儿成熟度、胎盘功能等进行监测，必要时及早住院。

妊娠期糖尿病本身不是剖宫产的指征，但有巨大胎儿、胎盘功能不良、胎位异常或其他产科指征者应行剖宫产。对糖尿病病程超过10年，伴有视网膜病变、肾功能损害、子痫前期以及有死胎死产史的孕妇，应放宽剖宫产的指征。

129 妊娠期糖尿病孕妇应如何控制饮食

妊娠期糖尿病的饮食要求是既能保证妊娠期间热量和营养的需求，又能避免餐后高血糖或饥饿性酮症的出现，且能保证胎儿的正常生长发育。多数妊娠期糖尿病孕妇经合理的饮食控制和适当的运动治疗，均能将血糖控制在满意范围。糖尿病孕妇在妊娠早期需要的热量与孕前相同；妊娠中期以后，每日热量增加200kcal，其中碳水化合物占50％～60％，蛋白质占20％～25％，脂

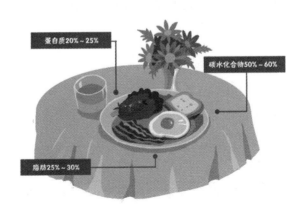

肪占 25％～30％，但要注意避免过分控制饮食，否则会导致饥饿性酮症及胎儿生长受限。

饮食应定量、定时，以血糖达到正常水平而孕妇无饥饿感为理想。忌高糖、高油食物。饮食需多样化，增加膳食纤维。为避免发生低血糖，孕妇应注意餐次分配，做到少量多餐，可每天 5～6餐。为了避免晚餐与隔天早餐间隔时间过长，睡前应适当补充点心。

130 妊娠期糖尿病患者产后如何调整胰岛素用量

胎盘娩出后，体内抗胰岛素物质迅速减少，因此大部分妊娠期糖尿病患者在分娩后不再需要使用胰岛素，仅少数患者仍需胰岛素治疗。

产后胰岛素的用量应减少至分娩前的 1/3～1/2，并根据产后的空腹血糖值调整用量。

多数孕妇在产后 1～2 周，胰岛素的用量逐渐恢复至孕前水平。可于产后 6～12 周行口服葡萄糖耐量试验（OGTT）检查，若仍有异常，可能为产前漏诊的糖尿病患者。

131 妊娠高血压疾病是怎么回事

妊娠高血压疾病是妊娠期特有的疾病，9.4％～10.5％的孕妇会发生程度不等的妊娠高血压疾病，多数发生在妊娠 20 周以后与产后 2 周，一旦妊娠终止，病情很快就会好转。妊娠高血压疾病以高血压、蛋白尿、水肿为主要临床特征，病情严重时会产生头痛、视力模糊、上腹痛等症状，由此进入子痫前期。如果此阶段得不到控制，病情可进一步发展，患者出现全身性抽搐、昏迷、脑出血、心力衰竭、胎盘早剥、弥散性血管内凝血等诸多并发症，进入本病最严重的阶段——子痫，有些患者甚至因此而死亡。

经产科工作者多年的研究，并投入大量的人力、物力，付出艰辛的劳动，迄今仍未能阐明本病的病因。因本病在胎盘娩出后很快缓解或自愈，有些学者称之为"胎盘病"，但很多学者认为是母体、胎盘、胎儿等众多因素作用的结果。本病的主要病理变化为全身小动脉痉挛，病变可累及多个脏器，严重时可导致心、肝、肾、脑等器官的缺血、缺氧、水肿、坏死甚至功能衰竭，部分患者还会遗留慢性高血压、慢性肾病等后遗症。年龄超过40岁，有子痫前期病史或家族史，抗磷脂抗体阳性；或有高血压、糖尿病、肥胖症病史；或有多胎妊娠史，妊娠间隔大于10年；或孕早期血压偏高（＞130/80mmHg）的女性易患本病。

132 妊娠高血压疾病能预防吗

再生育女性大多数为高龄孕妇，她们的妊娠高血压疾病发病率高于年轻孕妇，其原因有：①来自家庭及外界的压力，容易使她们精神紧张；②如果既往有不良分娩史，再次妊娠后妊娠高血压疾病的发病率更高；③许多高龄孕妇在孕前就患有内科疾病，如原发性高血压、慢性肾炎、糖尿病或其他代谢性疾病等。

年龄超过35岁的孕妇，妊娠后期易并发妊娠高血压疾病。目前对低危人群尚无有效的预防方法，对高危人群可能有效的预防措施为：

（1）妊娠期合理安排休息，适度锻炼，保持身体健康。

（2）主动接受孕期健康教育，定期进行产前检查，解除思想顾虑，做好孕期保健，及时纠正孕期出现的各种异常，对本病加强预防和监测。

（3）妊娠期不推荐严格限制盐的摄入，也不推荐肥胖孕妇限

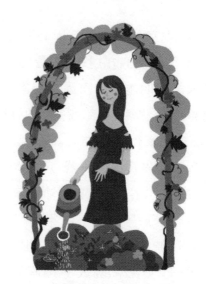

制热量摄入。钙摄入量不够的孕妇建议补钙，每日至少补充1g。

（4）有高凝倾向的孕妇，每日睡前口服25～75mg阿司匹林，直至分娩。

133 有妊娠高血压疾病病史者再生育时会再发吗

前次妊娠罹患妊娠高血压疾病的女性，再次妊娠时再发本病的风险相对增大。特别是有下列情况的孕妇，再发子痫前期的风险高达50％～60％。

（1）前次妊娠为早发型子痫前期，在妊娠34周前开始发病。

（2）前次妊娠有子痫发作。

（3）前次妊娠曾并发心力衰竭、肾衰竭、肝功能异常、凝血功能异常等，或发生溶血、转氨酶升高及血小板减少综合征（HELLP综合征）。

（4）前次妊娠曾发生产科严重并发症，如胎儿宫内生长受限、胎盘早剥、死胎、死产等。

（5）终止妊娠后血压控制不理想。

（6）合并糖尿病。

（7）年龄大于40岁、妊娠间隔小于2年或大于10年、此次妊娠系辅助生殖技术成功后的妊娠、有孕前高脂血症、平均动脉压≥90mmHg、有遗传性易栓症等，都是妊娠高血压疾病再发的高危因素。

如有以上情况，妊娠前应到医院作全面评估，了解再发风险及再发对母儿健康的威胁，同时积极治疗和纠正目前存在的异常；妊娠后应及时建立围产期保健册，做好围产期保健。预防的重点是合理营养，进食富含蛋白质、维生素的食物，多吃富含铁、钙、镁、硒、锌等矿物质的新鲜水果，也可吃些高纤维蔬菜、全谷类食物（如全麦面包），并减少动物脂肪的摄入。

妊娠20周以后如出现头晕、头痛及水肿，应及时去医院检查；定期测量血压，并与妊娠前比较，如有血压升高，需休息1小时后再测；如下肢水肿逐渐向上蔓延甚至超过大腿水平，应警惕妊娠高血压疾病的可能。

134 如何治疗妊娠高血压疾病

再次妊娠后，一旦出现妊娠高血压疾病再发的情况，应及时就诊，在医务人员的指导下积极地进行主动干预，以延缓疾病的进程，减轻对母儿造成的损害，预防危及母儿健康的产科并发症，改善妊娠结局。轻度妊娠高血压疾病患者可在家中或在门诊治疗，轻度子痫前期患者应住院评估或进行院内治疗，重度子痫前期及子痫患者都应住院治疗。

（1）一般性治疗措施：左侧卧位休息对妊娠高血压疾病患者具有重要意义。给予高蛋白、高维生素、低脂肪、低碳水化合物、低钠饮食。

（2）心理调节：进行精神和心理治疗，解除思想顾虑，避免一切不良刺激。

如为子痫前期，根据不同的孕周以及孕妇的身体状况，对有无严重并发症、胎儿能否存活等因素进行综合评估，并给予积极治疗。临床治疗措施包括解痉、镇静、降压、扩容、利尿等，必要时应适时终止妊娠。

妊娠高血压疾病患者能否获得良好的妊娠结局，除了与患者本身的身体条件以及发病后是否得到及时、有效、充分的干预以外，还取决于以下情况：①发病的时间及病情的严重程度；②患者就诊治疗的积极性和依从性；③有无其他产科并发症；④有无其他内外科并发症；⑤终止妊娠时机的把握等。

135 前置胎盘与凶险性前置胎盘是怎么回事

正常妊娠时胎盘附着于子宫体部的前壁、后壁或侧壁。妊娠28周后，若胎盘附着于子宫下段，下缘达到或覆盖子宫颈内口位置，低于胎儿先露部（分娩时最先娩出的部位）称为前置胎盘。前置胎盘是妊娠晚期的严重并发症之一，也是妊娠晚期阴道流血最常见的原因，以无痛性阴道流血为主要特征。有剖宫产史的孕妇再次妊娠后发生前置胎盘或胎盘植入的风险明显增高，且随剖宫产次数的增加而增加，有4次以上剖宫产史者其胎盘异常的发生率高达50％。胎盘植入是危

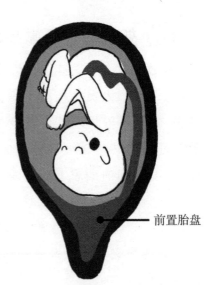

前置胎盘

险的产科并发症，表现为胎儿娩出后胎盘难以从子宫壁剥离，甚至连徒手剥离都有困难，常导致产妇大量出血，故称为凶险性前置胎盘。

剖宫产后常导致子宫内膜受损、切口处瘢痕愈合不良，因子宫内膜缺陷，绒毛及胎盘容易侵入肌层甚至浆膜层，形成胎盘植入，此种凶险性前置胎盘可穿透子宫全层，有的甚至穿透至膀胱。若瘢痕子宫合并前置胎盘，且胎盘附着于子宫前壁下段，也可形成凶险性前置胎盘。凶险性前置胎盘是威胁产妇生命的极为严重的并发症，若处理不当，可导致产时和产后顽固性大出血、弥散性血管内凝血、多器官功能损害甚至死亡，也是产时切除子宫的主要原因之一。

136 如何早期发现凶险性前置胎盘

对于有剖宫产史的孕妇，再次妊娠后在妊娠中期（孕22～24周）行B超检查时就应明确胎盘的位置及其与子宫瘢痕的关系。对有前置胎盘倾向者，应于孕28～30周复查胎盘的位置，并明确有无胎盘植入，特别是对一些妊娠中晚期出现无痛性阴道流血的孕妇，确定有无前置胎盘非常重要。

在胎盘疾病的诊断中，磁共振成像（MRI）检查也是一种较好的方法。磁共振对软组织有较高的分辨率，可全面、立体、全方位地显示解剖结构，并有利于对病变进行定位和定性。

137 发生了凶险性前置胎盘怎么办

一旦确诊了凶险性前置胎盘，应提前住院。由于凶险性前置胎盘的治疗颇为棘手，应该及时将孕妇转送到综合实力强、技术水平高,并具有重症监护病房的医疗中心接受治疗。在选择终止妊娠的时机时,要充分考虑母体的安全性及胎儿的生长发育状况,如条件允许,在终止妊娠前可给予一段时间的对症支持治疗,以纠正贫血、改善营养状况、促进胎肺成熟,在充分做好物资、人员、技术准备后再终止妊娠。

138 前次妊娠为前置胎盘,再次妊娠会再发吗

前次妊娠发生前置胎盘的病因,再次妊娠时一般仍存在,其包括多次妊娠、多次刮宫、产褥感染、子宫瘢痕等损伤子宫内膜,引起子宫内膜的炎症或萎缩性病变、子宫蜕膜血管缺陷,当受精卵的营养供给不足时,为摄取足够的营养而扩大胎盘面积,伸展到子宫下段,形成了前置胎盘。

即使前次妊娠时未发生前置胎盘,再次妊娠后也有可能发生前置胎盘,因为前置胎盘患者中有85%～90%为经产妇。另外,瘢痕子宫孕妇发生前置胎盘的风险是正常子宫孕妇的5倍。

年龄超过35岁、有不良生活习惯(如吸烟、吸毒)的女性,妊娠后发生前置胎盘的风险会大一些。

经辅助生殖技术获得妊娠的女性,由于促排卵药物改变了体内的性激素水平,使子宫内膜与胚胎发育不同步,也可能导致前置胎盘的发生。

139 前置胎盘对母儿有哪些危害

(1)产前、产时及产后出血:前置胎盘在产前主要表现为无痛性阴道流血,尤以妊娠中、晚期为甚。产时出血主要和胎盘的附着部位有关。产后出血则和子宫下段肌肉组织菲薄、收缩能力

差、血窦不能及时关闭有关;同时因前置胎盘往往合并胎盘植入,胎盘不易及时完全剥离,尤其是瘢痕子宫的前置胎盘,极易发生难以控制的产后出血。

(2)产褥感染:产前多次、反复出血,且胎盘剥离面接近宫颈口,容易引起上行性感染;加上产妇因多次反复出血造成贫血,身体抵抗力差,体质虚弱,容易发生产褥感染。

(3)对围产儿的影响:前置胎盘患者因经胎盘交换的营养成分供应相对不足,胎儿宫内生长受限的发生率相对较高;由于胎盘功能不良,胎儿窘迫的发生率也随之增高;因多次出血,局部防御能力下降,发生宫内感染的机会亦增加;因多次反复出血,为挽救孕妇和胎儿的生命,必须提前终止妊娠,故不可避免地导致医源性早产……所有这些,都可能影响围产儿的生命与健康。

140 如何预防前置胎盘

(1)采取积极有效的避孕措施,减少因多次妊娠、多次流产造成的子宫内膜损伤及子宫内膜炎的发生。

(2)做好经期保健,杜绝多个性伴侣,避免不洁性生活,预防感染造成的损伤。

(3)做好围产期保健,提高产科质量,降低剖宫产率。

(4)计划再次妊娠的女性应远离不良的生活习惯,及时戒烟、戒酒、戒毒。

(5)按时进行产前检查,早期诊断前置胎盘,帮助前置胎盘孕妇安全度过围产期。

141 胎盘早剥有哪些危害

正常分娩都是胎儿先娩出，之后胎盘才剥离娩出。如果妊娠20周后或分娩期，正常位置的胎盘在胎儿娩出前，部分或全部从子宫壁剥离，称为胎盘早剥。胎盘早剥的主要症状为阴道出血、持续腹痛、腰酸、腰痛等，严重者可出现休克征象。胎盘早剥也是妊娠晚期严重的产科并发症，由于起病急、发展快，若不及时处理，将严重威胁母婴的健康和生命。

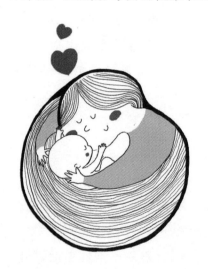

胎盘早剥对母婴的影响极大，对母体来说，剖宫产、贫血、产后出血、弥散性血管内凝血（DIC）、肾功能损伤、子宫切除的概率均明显增加；对围产儿来说，因胎盘早剥出血引起胎儿宫内急性缺氧，死胎、死产、早产、新生儿窒息、新生儿死亡率均明显增高，围产儿死亡率是正常妊娠的25倍，尤其重要的是，胎盘早剥者所生的新生儿还可出现显著的神经系统发育缺陷、脑瘫等严重后遗症。

142 哪些孕妇容易发生胎盘早剥

孕妇本身的健康状况以及外界因素的作用均可导致胎盘早剥，所以有高危因素的女性要特别注重孕期保健，减少外界诱因的作用，预防胎盘早剥的发生。胎盘早剥的高危因素有以下几种：

（1）有胎盘早剥史的孕妇发生胎盘早剥的风险是正常孕妇

的10倍。另外,高龄经产妇,吸烟、吸毒的孕妇,代谢异常的孕妇,有血栓形成倾向的孕妇,有子宫肌瘤的孕妇等,胎盘早剥的发生率均较高。

(2)孕妇若患有妊娠高血压疾病、重度子痫、慢性高血压、慢性肾脏疾病、全身血管病变等,均易发生胎盘早剥。

(3)孕晚期或临产后长时间处于仰卧位可压迫下腔静脉,导致回心血量减少、血压下降、子宫静脉淤血、静脉压突然升高、蜕膜静脉床淤血或破裂而致胎盘早剥。

(4)宫腔内压力骤然变化也可引起胎盘早剥,如胎膜早破、人工破膜过快、双胎一胎娩出后等。

(5)机械性因素也可导致胎盘早剥,如子宫受到外伤撞击或挤压、脐带牵拉、穿刺操作等。

143 如何预防胎盘早剥

(1)前次妊娠发生胎盘早剥的女性再次妊娠时要严密监护。

(2)对妊娠高血压疾病、慢性高血压、慢性肾炎、糖尿病孕妇要加强孕期管理。

(3)对高危孕妇不建议行徒手转胎位术,对一般孕妇行外倒转术时动作应轻柔。

(4)注意规范化的人工破膜。

(5)妊娠晚期或分娩期,应鼓励孕妇进行适量的运动,避免长时间卧床。

(6)孕妇应避免剧烈运动,避免腹部外伤。

(7)羊膜腔穿刺、脐带血穿刺等操作应在超声引导下实施,并避开胎盘。

144 瘢痕子宫女性再生育时去医院咨询需提供哪些资料

瘢痕子宫女性再生育时应准备好下列资料,供医师分析病情,提出针对性的建议。

（1）实施剖宫产的医院的等级和医疗条件。

（2）剖宫产的指征。

（3）剖宫产的子宫切口类型及缝合方式,如子宫下段剖宫产术、子宫体部剖宫产术、腹膜外剖宫产术等;手术是否顺利,包括胎儿娩出、子宫缝合等是否顺利,是否同时做了子宫肌瘤剔除术、子宫成形术等。

（4）剖宫产的时间(距离现在多少年)和次数。

（5）剖宫产时的孕周(是妊娠中期还是妊娠晚期)。

（6）是否为急诊手术,手术时是否已临产,或是否为第二产程的剖宫产。

（7）剖宫产术后有无发热(产褥病或子宫内膜炎)、切口愈合情况、术后住院天数等。

鉴于上述原因,瘢痕子宫女性再生育时最好到上次剖宫产的医院待产分娩,以便找到上次的手术记录。

145 瘢痕子宫女性两次妊娠的间隔时间以多长为好

妊娠间隔时间与再次妊娠后的子宫破裂相关,两次妊娠的间隔时间少于6个月被定义为间隔较短,子宫破裂的风险较高。故一般认为剖宫产术后应严格避孕2年,以降低再次妊娠后子宫破裂的风险。

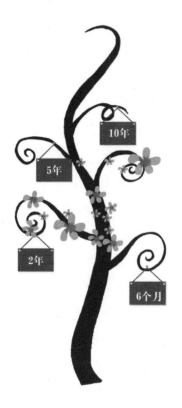

　　但妊娠间隔时间也不是越长越好，一方面，随着妊娠间隔时间的延长，剖宫产瘢痕部位的组织可发生纤维化，肌性成分越来越少，瘢痕的抗张力能力也将越来越弱，尤其是剖宫产5～10年后；另一方面，剖宫产也降低了女性的自然生育能力。因此，对于有再生育要求的瘢痕子宫女性，严格避孕2年后在孕前检查无妊娠禁忌证的情况下宜尽早计划妊娠。

146 剖宫产子宫瘢痕妊娠是怎么回事

　　剖宫产子宫瘢痕妊娠是指有剖宫产史的孕妇，再次妊娠时胚胎着床于子宫下段剖宫产切口瘢痕处，是一种特殊的异位妊娠。子宫下段剖宫产的女性，产后子宫复旧后，子宫下段变成子宫峡部,再次妊娠时若胚胎着床于峡部的瘢痕处,就成为位于子宫体腔以外的异位妊娠,由于峡部肌层薄弱,收缩乏力,可引起子宫破裂、大出血等严重后果。近年来本病的发生率明显增加。

剖宫产子宫瘢痕妊娠的病因尚未完全明了,可能是剖宫产术后子宫切口愈合不良,导致瘢痕宽大或有微小裂孔,当受精卵运行过快或发育迟缓通过宫腔时未着床而着床于瘢痕部位。

本病的一般表现是既往有剖宫产史,此次停经后有不规则阴道流血,易被误诊为宫颈妊娠、难免流产或不全流产。因此,有剖宫产史的女性,一旦停经,应立即到医院做超声检查,以及时确定胚囊的位置,排除剖宫产子宫瘢痕妊娠的可能性;万一确诊为剖宫产子宫瘢痕妊娠,必须住院,经积极的预处理后终止妊娠。本病不可轻易实施人工流产,否则极易发生难以控制的大出血,危及孕妇的健康和生命。本病在不同的医院有不同的治疗经验与方法,一般是根据患者的孕周、临床表现、血清绒毛膜促性腺激素水平以及医院的医疗条件选择合适的治疗方式。目前对本病的治疗方法主要有经药物预处理后的手术治疗、经放射介入手段选择性子宫动脉栓塞后的手术治疗等。经积极的预处理后,绝大多数剖宫产子宫瘢痕妊娠患者均能安全地终止妊娠。

147 有剖宫产史的孕妇能经阴道分娩吗

"一次剖宫产,终身剖宫产",这个观念在20世纪20年代就已经在人们的脑海中根深蒂固了。但自20世纪50年代开始,美国及欧洲的一些国家开始尝试剖宫产后的阴道试产,取得了不少经验。

如果前次剖宫产的指征(胎位异常、巨大儿、前置胎盘、胎盘早剥等)已不复存在,且本次妊娠未发生相关的指征,经产科工作者的努力,约80%的孕妇能成功进行阴道分娩;如果争取一次成功,下次妊娠的阴道分娩成功率也挺高。

国内有类似的小样本量的尝试,总体结果较好,但也有发生子宫破裂等的报道。如果患者及其家属有比较强烈的阴道试产意愿,而就诊的医院又有能力提供相应的处理条件,对有剖宫产史的孕妇进行阴道试产是可行的。

148 哪些产妇容易发生子宫破裂

子宫破裂是指在妊娠晚期或分娩过程中子宫体部或下段发生破裂,是直接威胁产妇及胎儿生命的产科严重并发症之一。在导致子宫破裂的四大原因当中,子宫手术造成的瘢痕子宫最为常见。

有子宫肌瘤剔除术、剖宫产术、子宫整形术等子宫手术史者,妊娠晚期或临产后,由于子宫腔内压力增大,可使肌纤维拉长,发生断裂,造成子宫破裂;尤其是手术后瘢痕愈合不良者,发生子宫破裂的风险更大。

149 哪些瘢痕子宫妊娠后较易发生子宫破裂

有子宫手术史的瘢痕子宫是妊娠后发生子宫破裂最常见的原因,但不同的瘢痕子宫,其发生子宫破裂的风险也不相同。以下因素引起的瘢痕子宫妊娠后较易发生子宫破裂,应引起重视:

(1)有多次子宫手术史,包括剖宫产,经腹、腹腔镜、宫腔途径的子宫肌瘤剔除术,子宫畸形的整形术,子宫破裂、子宫穿孔修补术等。

(2)有手术后愈合不良的高危因素,如急诊剖宫产(例如产妇分娩时产程不顺利或发生难产,被迫改为剖宫产),产褥感染,术前宫内感染，前次手术过程不顺利、因娩头困难而延长扩大子宫切口，子宫体部剖宫产，子宫手术缝合方式为单层缝合，剖宫产术中或术后发生大出血，在剖宫产的同时又做了其他子宫手术等。

（3）再次妊娠前有瘢痕愈合不良的症状与体征，如手术后月经不规则、淋漓不净、经期延长、腰酸腹痛，经超声检查，瘢痕局部有凹陷、瘘管，瘢痕部位均质性、连续性差，瘢痕部位薄弱等。

（4）位于子宫体部（为分娩时子宫主动收缩的部位）、底部的较大瘢痕，尤其是位于子宫后壁的瘢痕，较难通过超声等影像学手段进行评估和监测。

（5）先天性子宫发育异常，如双角子宫、鞍形子宫、双子宫、单角子宫等（经或未经手术整形的），因异位妊娠等行宫角切除术的，等等。

150 瘢痕子宫女性再生育时围产期要注意什么

（1）再次妊娠前，应到孕前门诊请专家对瘢痕子宫进行相关检查，对发生子宫破裂的风险进行评估，并根据评估结果告知风险和医学建议，如：不建议妊娠；可以妊娠，但有风险；孕前做相关监测，以减少风险。

（2）再次妊娠后，孕早期应及时到医院做超声检查，排除剖宫产后瘢痕部位妊娠的可能。孕中期再次进行B超检查，以确定宫内妊娠，排除胎盘前置的情况。孕晚期自30周开始，动态观察瘢痕的厚度，子宫内膜有无缺陷、有无胎盘植入。如瘢痕厚度大于2mm，建议以剖宫产结束妊娠为妥；如瘢痕厚度小于2mm，建议尽早住院观察，一旦出现宫缩或有子宫先兆破裂的症状，应及时安排剖宫产结束妊娠。

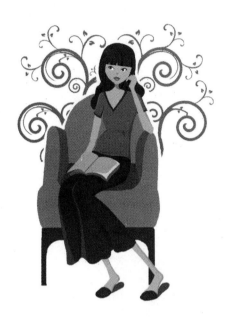

（3）在终止妊娠前，有条件的可提前1~2周安排住院，并采取以下措施：①胎儿未足月的，应用促胎肺成熟药物；②为预防可能出现的产后出血，条件允许时可以安排储存式自体输血；③联系备血等其他术前准备。

（4）如有剖宫产史的孕妇打算阴道试产，应在有能力及时启动急诊剖宫产的医疗单位进行。从决定剖宫产到实施剖宫产的时间越短越好，这也是衡量一个围产接生医疗单位管理水平的重要指标。

第八章

孕产保健

151 为什么孕妇常有睡眠不好

睡眠不好让很多孕妇困扰万分。据统计,有60％左右的孕妇在孕早期会感觉困倦、疲乏,甚至一天到晚都昏昏沉沉的,很多人还会感觉头很胀。这是正常的生理现象,不用担心,这个阶段容易犯困主要是因为怀孕初期孕激素大量分泌所致。白天困倦、晚上睡不着,这是由于内分泌系统的变化使孕妇的睡眠发生了紊乱。一般来说,到了孕中期,这种情况就会得到改善。

在孕晚期,有70％左右的孕妇会出现失眠的情况,此时孕妇的肚子越来越大,躺着都很难找到一个舒服的姿势,因此经常睡不好。有的孕妇觉得恶心,白天进食偏少,睡到半夜就饿醒了;有的孕妇想让胎儿营养充足,因而吃得很多,半夜都消化不了。有的孕妇情绪不稳定,饮食中甜食和肉食过多,都很容易使血液呈偏酸性,从而造成局部肌肉抽筋,这也会影响睡眠的质量。另外,膀胱被增大的子宫压迫可引起尿频,孕妇夜里会多次被尿意唤醒。有时候,孕妇睡眠中遇到胎动,宝宝狠狠地踢一脚,也会将孕妇踢醒。临近分娩的日子,孕妇还会被子宫收缩的刺激唤醒。

以上原因都将导致孕妇睡眠质量不好,严重的还会影响腹中胎儿的生长发育。有研究发现,临产前睡眠时间不足6小时的孕妇,其产程比睡眠7小时以上的孕妇更长,剖宫产的概率也相对增加。孕妇肩负着孕育小生命的负担,消耗大,易疲劳,更需要充分的睡眠来恢复体力。

失眠是人们在日常生活中比较常见的一种症状,通常可以靠自我调节来改善睡眠,孕妇应找到影响自己睡眠的原因并作出相应的调整,努力培养和建立起适合自己的睡眠模式和规律。

152 孕妇睡眠不好怎么办

孕期睡眠质量不好带有一定的普遍性，引起睡眠质量下降的原因有心理原因和生理原因，甚至还有病理原因。正因为如此，解决孕妇睡眠质量问题不能一概而论，改善睡眠质量的方法也应因人而异，孕妇应选择适合自己的方法。孕妇最好不用药，因为"是药三分毒"，即使是中药，也含有一些孕妇禁忌的成分，所以不建议通过吃药来改善睡眠。除了病理原因造成的失眠需要就医解决外，其他原因引起的睡眠不好可以采用以下方法：

（1）调整心态，消除忧虑，保持心情平静：由于体内孕激素分泌的增加，孕妇的情绪会变得不太稳定，心理上会变得比较敏感，对压力的耐受力也会降低。有的一方面对即将到来的孩子兴奋不已，一方面又担心哪里会出错，影响了孩子的健康；有的担心孩子出生后会对工作、家庭带来一些不利影响，这样的心态常会使孕妇产生忧虑和失眠，所以孕妇一定要保持健康的心理状态，一切顺其自然，使情绪和身体都得到放松。如果说，孕育一个健康的孩子是孕妇的第一要务，那么，良好的睡眠就是完成任务的基础。

（2）建立适合孕期的饮食方式：均衡饮食，在保证充足营养的前提下，饮食宜清淡，避免暴饮暴食或忽饱忽饿。半数以上的孕妇在怀孕的头3个月（孕早期）有食欲不振、恶心及晨间起床后空腹状态发生呕吐（晨吐）等情况，呕吐如不及时纠正，就会造成胎儿营养障碍，从而发生胎儿畸形等妊娠不良结局。因此被恶心、呕吐所困的孕妇最好能在正餐之间吃些点心，如牛奶、面包、饼干等，尤其是睡前不要空腹上床。

（3）远离咖啡因：咖啡因有使人兴奋的作用，茶、咖啡、可乐和巧克力中都含有咖啡因，孕妇最好减少这些东西的摄入量，尤其是从下午开始，应该完全避免摄入这些食品或饮料。另外，睡前不要吃油炸或难消化的食物。

（4）控制晚间尿频：尿频严重时，上午、下午可以多喝水，晚饭前开始就要控制了。不过，如果口渴的话不要忍着，可以倒一小杯水慢慢啜饮。睡前可以喝杯牛奶，有助于入睡，但要提前两小时喝。

（5）调整睡眠姿势：妊娠早期应取仰卧位，以利于全身放松，消除疲劳；妊娠中晚期最好采取左侧卧位，这样可使腹肌放松，保持呼吸和血流通畅，并使右旋的子宫转向直位，避免下腔静脉受压，增加心排出量，改善胎盘血循环，增加供给胎儿的氧气和营养。孕妇侧卧时还可以用毯或棉被支撑腰部，两脚稍弯曲或将上面的腿伸向前方。

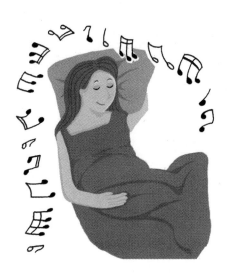

（6）避免腿抽筋：不少孕妇在睡眠中会出现腿抽筋的情况，且多在小腿部位。抽筋不是自然的生理反应，它往往提示身体可能存在某些异常。孕妇出现腿痛或腰痛和胎儿增大压迫坐骨神经有关，也可能和缺钙有一定关系，要注意及时补钙。怀孕期间走得太多或站得过久，腿部肌肉负担增加，导致局部酸性代谢产物堆积,就会引起肌肉痉挛。室温较低时被子过薄或腿脚露到被外,或睡眠姿势不好造成血液循环不良,也是引起腿抽筋的原因。

(7)养成有规律的睡眠习惯:晚上在同一时间睡眠,早晨在同一时间起床,除了睡觉和休闲看书躺在床上以外,其余时间尽量不要留恋床铺,尤其是早晨醒来以后不要赖床。如果你辗转反侧真的无法入睡,可以起来洗个温水澡,用梳子轻轻梳头,或看看书、听听音乐、上一会儿网,经过这么一折腾,你也许会感觉疲劳而容易入睡了。放松心情,躺在床上一边关注自己的呼吸,一边想一些美好的事情,也可以缓解你的紧张。适当地睡个午觉也是需要的,但时间不能太长,以免影响晚上的睡眠。

(8)适度运动:到了孕中期就可以开始定期运动了,最适宜的运动是每天在家附近散步30分钟,或者在医师的许可下游泳或做孕妇体操。最好不要选择在晚上运动,因为晚上运动会使体温在睡前也不能够降下来,有可能会导致睡眠恶化;而下午是比较合适的锻炼时间。要想晚上睡得好,白天应该多运动,适当的体力消耗有助于提高睡眠质量。

(9)创造适宜的睡眠环境:孕妇的体温一般比常人稍高,因此孕妇卧室的室温要控制在比较舒适的范围。另外,卧室最好采取一些隔音和遮光措施,以避免噪声和强光的干扰;安静的环境更加容易使人入睡,所以在睡觉前应关掉电视和音乐,拉上窗帘,让卧室内昏暗一些。

153 孕妇的睡姿有什么讲究

一般人睡觉以右侧卧位较好,其原因是心脏位于胸腔左侧,采用这种睡姿可以减少对心脏的压力;而对孕妇来说则以左侧卧位为宜,这样不但有利于将来的分娩,还有利于胎儿的生长发育。

妊娠早期，胎儿在子宫内发育仍处于母体盆腔内，外力直接压迫或自身压迫都不会很重，因此孕妇的睡眠姿势可随意，主要是采取舒适的体位，仰卧位、侧卧位均可。

妊娠中期应注意保护腹部，避免外力的直接作用。如果孕妇有羊水过多或为双胎妊娠，就要采取侧卧位睡姿，这样可以让孕妇舒服些，其他睡姿会产生压迫症状。如果孕妇感觉下肢沉重，可采取仰卧位，用松软的枕头稍抬高下肢。

妊娠晚期，孕妇的睡姿就显得尤为重要，睡姿不当，对孕妇自身和胎儿的安危都有重要影响。妊娠晚期宜采取左侧卧位，此种睡姿可以纠正增大的子宫右旋，减轻子宫对腹主动脉和髂动脉的压迫，还能改善血液循环，保证胎盘的血液供给，为胎儿提供生长发育所需的营养物质，这对于减少低出生体重儿和降低围产儿死亡率有重要意义。所以，孕妇采取左侧卧位对于优孕优生、母婴健康都有十分重要的意义。

此时孕妇为什么不宜采取仰卧位呢？因为仰卧位时，巨大的子宫会压迫下腔静脉，造成回心血量及心排出量减少，从而导致低血压，使孕妇产生头晕、心慌、恶心、憋气、面色苍白、四肢无力、出冷汗等症状。如果仰卧位时出现上述症状，应马上改为左侧卧位，这样血压可逐渐恢复正常，症状也会随之消失的。因为左侧卧位可以减轻妊娠子宫对下腔静脉的压迫，增加回心血量，从而使肾脏和脑组织的血流量增多，有利于避免妊娠高血压疾病的发生或减轻其症状。若有下肢水肿或腿部静脉曲张，在取左侧卧位时最好将腿部适当垫高，以利于血液回流，减轻下肢水肿。

154 怀孕后可以继续开车吗

现代女性开车已很普遍,不少女性已习惯于开车上班或开车外出。那么怀孕后还能继续开车吗?开车要有良好的视力、清晰的思维、灵敏的反应、健康的身体。女性怀孕后可不可以继续开车,应视各人的具体情况而定。

妊娠早期多数人有妊娠反应,自然流产的机会也多些,为慎重起见,以不开车为好。妊娠3个月后,反应消失、食欲增加、体力精神均好者,可以继续开车,但不可以连续长时间开车,应以不感到疲劳为度;开车时要调节座椅位置,让腹部和方向盘保持一定的距离。怀孕7个月后腹部增大,行动不便,不宜久坐,且妊娠中晚期发生妊娠并发症的机会增加,应暂停开车,以休息为主。

凡妊娠期中出现以下异常情况者,都不可以开车:①妊娠反应明显,有恶心、呕吐、乏力、倦怠、头晕不适者;②过去有难免流产、习惯性流产病史者;③有阴道出血、下腹隐痛下坠等先兆流产症状者;④有高血压、水肿等妊娠高血压疾病症状者。

155 孕妇可以旅游吗

孕妇是否适合旅游、对孕妇旅游有没有限制以及孕妇旅游时有无特别注意的事项,已成为爱好旅游的孕妇与妇产科医师共同的话题。

女性怀孕后体内各系统都发生了很大变化,如体重增加、行动不灵活、容易疲劳等,若作长途旅行,生活条件肯定不如家中方便舒适,再加上精神上过度兴奋、体力上过度消耗,还有车船的颠簸,容易诱发流产、早产,所以,一般不提倡孕妇长途旅行。如果孕妇要旅游,应注意以下问题:

（1）妥善选择旅游地点：

1）先评估旅游地点是否有足够的卫生医疗资源，尤其是是否具备处理产科及照顾新生儿的条件，千万不要到医疗设备落后的偏远地区旅游。

2）要避开传染病流行地区，如疟疾、流感等流行地区。

3）高海拔、氧气稀薄的地区不适合孕妇旅游；还有一些需要花费较大体力的地方（如需要攀登的高山）、人群很拥挤的场所、过度刺激的游乐景点，孕妇都不宜去。

4）旅游时应选择安全卫生、治安良好、医疗条件较好的国家或地区，以名胜古迹、博物馆、美术馆等柔性旅游场所为宜，平原风景区之类的景点也比较适合孕妇旅游。

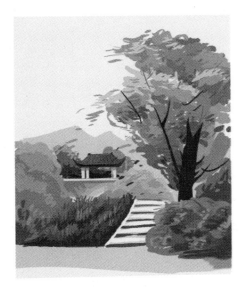

（2）选择较稳定的妊娠中期旅游：孕中期时早孕反应已过去，流产的危险性大大减少，且此时腹部膨隆不很明显，行动也不受较大的限制，因此比较适合旅游。但对孕早期或孕晚期女性来说，旅游时必须采取慎重的态度。

（3）选择合适的交通工具：汽车行驶时颠簸厉害、震动大，故孕妇宜选择火车,尽可能乘坐卧铺,并有家属陪同。一般来说,孕妇应避免在孕早期(12周之前)和孕晚期(32周之后)乘坐飞机,因为孕早期是早孕反应最严重的时期,也是胎儿器官形成的关键时期,妊娠尚不稳定,容易流产;孕晚期乘飞机可能诱发子宫收缩,导致早产等意外。而孕中期相对稳定,在身体无碍的情况下可以坐飞机。

(4)注意途中安全:旅途中应有休息时间,尽量少带行李。不论乘坐何种交通工具,途中应每隔1～2小时站起来走动走动,以降低发生静脉血栓的风险。乘车时系上安全带,腰带应放在髋骨的最低位置(即两侧髋骨突起部分和耻骨的结合处),不能让其横切在隆起的腹部;肩带也要避开隆起的腹部,从头侧部通过双乳之间到达侧腹部。

(5)携带必要的物品:除携带旅游必备物品外,还应准备以下物品:

1)孕妇的围产期保健资料或有关病历、化验单、B超等特殊检查资料,以备途中不时之需。

2)孕妇的卫生用品,如护垫、弹性袜、腹带及清洁用品。

3)备用药品,可带些酒精、药棉及外伤用药、防虫咬药,还可带些防晕、止泻药物,常用抗生素等。

(6)做好应急措施:万一在车船上出现规律性腹痛、阴道见红,应及时报告乘务员,请他们做好接生准备。发生难产的产妇最好中途下车或下船,到就近医院分娩。

如孕妇做好充分的准备,重视旅游的注意事项,就可将旅游的风险降至最低限度。

156 孕早期性生活要注意哪些问题

孕期性生活是困扰年轻夫妇的一个热门话题。孕期性生活分为孕早期、孕中期、孕晚期、孕36周后四个阶段。一般来说，孕早期应减少和避免性生活，孕中期可适当进行性生活，孕晚期应尽量避免性生活，孕36周后严禁性生活。

孕早期是指怀孕第1～12周期间，此时，孕妇因为内分泌功能发生改变，对性生活的要求降低；同时还有心理方面的因素，担心性生活会影响胎儿的正常发育和安全。更重要的是，妊娠头3个月里，胚胎正处于种植和发育的关键阶段，子宫对外界的刺激比较敏感，如果进行性生活，很可能由于动作不当或精神过度兴奋使子宫受到刺激，很容易造成流产；即使性生活时十分小心，由于孕妇盆腔充血、子宫收缩，也会造成流产，故此时是最容易发生流产的时期。

曾经诊断为黄体功能不全、以前有过流产史、有生殖道畸形（如单角子宫、中隔子宫等）以及本次妊娠有先兆流产症状的（如阴道出血、轻微下腹痛等）孕妇，在孕早期更应避免性生活。

丈夫应了解这一情况，关心体谅妻子，为了母儿健康，可以用其他方式交流夫妻感情。

157 参加孕妇学校有哪些意义

孕妇学校，顾名思义是对孕妇进行健康教育的场所。孕妇学校的学习内容主要围绕孕期健康，防止新生儿出生缺陷和新生儿疾病的发生，防止孕期传染病的母婴传播，以保证孕产妇和新生儿健康。参加孕妇学校学习有以下好处：

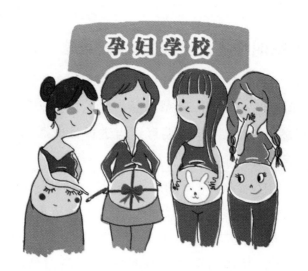

（1）针对妊娠早、中、晚期孕妇不同的心理、生理特点，进行有的放矢的保健指导，以解除孕妇的疑虑，稳定孕妇的情绪，有利于母儿的身心健康。

（2）通过学习，可以明确系统产前检查的好处，使孕妇能主动配合，按时做检查，从而减少孕产期不良并发症。

（3）提高孕妇自我保健、自我监护的能力，使孕妇能在28周后主动配合数胎动，以便发现问题及早就医。如发生胎膜早破，能主动采取仰卧、臀高位的体位去看急诊，从而降低围产儿的死亡率。

（4）通过学习，可以提高孕期生活质量，强化环境、营养与优生，使孕妇能避免有害因素（如放射线、农药、噪声等）的影响。通过系统的营养指导，有利于减少低出生体重儿和先天异常儿的出生。

（5）使孕妇树立正确的分娩意识，变恐慌为自信，减少不利于产程进展的人为因素，主动配合医师，促进自然分娩。

（6）由产科工作者亲自讲课、回答问题，并与孕妇进行双向交流，使孕妇产生安全感及信任感，有利于胎教和分娩。

（7）将母乳喂养的教育贯穿于整个孕产期，可收到实效。大量数据表明，参加孕妇学校学习的孕妇发生孕期并发症少，难产少，剖宫产少，新生儿窒息少；孕期正常的多，顺产的多，产褥期正常的多，母乳喂养的多。这"四少四多"正是孕妇学校健康教育先行所取得的成绩。

参加孕妇学校有利于学习孕期保健知识，促进产程进展顺利，降低剖宫产率，安全度过产褥期；能促进母乳喂养成功，提高对新生儿的护理技巧，有利于母婴的身心健康，所以希望有条件的孕妇积极参加。

158 孕妇学校的学习内容有哪些

孕妇学校的教学形式与内容除了孕期基本知识讲座外，还安排名医讲座、专题讲座、小班系列讲座，并开展"好妈妈俱乐部"活动、电话咨询、网上论坛、微博平台等，孕妇可以根据自身需求和兴趣自由选择。

（1）孕期基本知识讲座：

内容：孕期保健、母乳喂养的基本知识和操作技能，孕妇学校的教学信息及医院的服务措施。

形式：多媒体演示、教师讲座、操作示范。

（2）专题讲座：

内容：导乐培训课、无痛分娩专题课、新生儿疾病筛查专题讲座等。

形式：专家讲解、多媒体演示。

目的：了解分娩过程，树立正确的分娩理念，提供优质服务，减轻分娩疼痛，促进自然分娩；对新生儿出生缺陷作出早期诊断，给予早期治疗。

（3）名医讲座：

内容：孕早、中、晚期保健知识，孕期营养，产前筛查，产前诊断相关知识等。

特点：根据孕期各阶段的生理特点介绍围产期新知识。

（4）小班系列讲座：

内容：①促进自然分娩、轻松分娩；②新爸爸岗前培训；③孕期体重管理、情绪管理、生殖健康保健；④乙肝母婴阻断及喂养指导；⑤产后康复；⑥新生儿护理；⑦母乳喂养、婴儿辅食添加等。

特点：家庭式教育，实用性强、互动性强、操作性强，能与专家进行面对面的交流，由具有临床经验的资深护理专家授课。

159 怀孕后如何选用化妆品

从优生的角度讲，怀孕后尽量不要化妆，因为化妆品中的部分成分可能会通过皮肤吸收而对胚胎或胎儿造成不良影响。如果因为工作原因一定要化妆，则应选用安全性强、品质优良的化妆品，比如婴儿用的润肤产品或者不含色素、香精、酒精和防腐剂的天然护肤品，而且每次使用的量不要过多、过厚，千万不要浓妆艳抹。另外，孕妇不要使用口红、祛痘祛斑类化妆品，更不要用过期的化妆品。含激素的化妆品及磨砂类产品等也被认为对胎儿有影响，孕妇尽量不要使用。

160 怀孕后能佩戴首饰吗

如果是足金足银的首饰，孕妇是可以佩戴的，但如果这些首饰质量不好的话，也可能会导致一些微量元素吸收，对胎儿产生不良影响。另外，怀孕后有可能会发生肢体肿胀，如果手指肿大，那么戴上去的戒指就不容易取下来了,若分娩时戴着它,有可能会对医院的某些仪器产生影响。因此,类似于戒指这样的首饰在怀孕后尽量不要佩戴,分娩后在哺乳期内最好也不要戴首饰,以免刮伤宝宝。

161 乙肝妈妈能给新生宝宝哺乳吗

母乳哺育是人类的天然行为,母乳中含有丰富的营养成分和多种免疫物质,是婴儿最理想的天然食物。通过母乳喂养,婴儿可以获得母体中的各种抗体,这些抗体对婴儿的健康成长非常重要,所以医学界从来都十分重视和提倡母乳喂养。但对于乙肝妈妈来说,面对要不要给宝宝哺乳这个问题就会显得顾虑重重,她们怕母乳喂养会将乙肝病毒传播给婴儿。

我国首部具有专业性和权威性的《慢性乙型肝炎防治指南》明确指出:新生儿在出生后12小时内注射乙型肝炎免疫球蛋白和乙型肝炎疫苗后,可接受HBsAg阳性母亲的哺乳。母乳喂养为什么不会传播乙肝病毒呢?这是因为:①乳汁中检出乙肝病毒的概率很低,即使有,其含量也是微乎其微的;②乙肝病毒是通过血液传播的,一般不会通过消化道传播;③新生儿经过注射乙肝疫苗和乙肝免疫球蛋白,体内已经产生了保护性抗体。

为了让乙肝妈妈们放心,我们可以作一个较为安全的假设:假设乳汁中检出乙肝病毒的概率是1%,乳汁中的乙肝病毒经消化道进入血液的概率是1%,进入血液的病毒在血液中存在抗体的情况下躲过人体免疫攻击导致感染的概率也是1%,那么母乳喂养导致婴儿感染的可能性就是 $0.01 \times 0.01 \times 0.01 = 0.000001$,即百万分之一,这百万分之一的感染率还用得着担忧吗?

有学者发表了他们的研究结果:慢性乙肝病毒携带母亲的

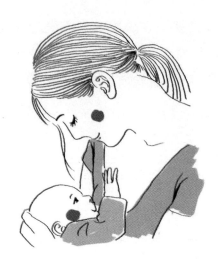

230个新生儿都接受过乙肝疫苗和乙肝免疫球蛋白注射，1年后检查产生表面抗体的婴儿，结果母乳喂养组为90.3％，非母乳喂养组也是90.3％，两组并没有显著差别，说明母乳喂养并不增加婴儿乙肝病毒的感染率。另外，母乳喂养对婴儿还具有保护作用。由于母乳中含有多种营养成分和抗病毒物质，所以母乳喂养婴儿的常见疾病发病率及其严重程度明显低于人工喂养儿，因此乙肝母亲完全可以放心地对宝宝进行母乳喂养。

母婴传播乙型肝炎的主要途径是宫内传播、分娩期传播及产后传播，因此乙肝母亲在母乳喂养中要注意以下几点：

（1）喂奶前母亲应用肥皂流水洗净双手，不要口对口给孩子喂食。

（2）如果母亲的乳头破裂出血，或者宝宝的口腔、消化道有破损、溃疡等，应暂停哺乳，以防止乳汁通过伤口进入血液而感染乙肝病毒。

（3）母亲处于乙肝活动期（如肝功能异常、B超检查证实肝脏有实质性损害）时，不宜哺乳。如果发生一些其他情况，担心宝宝会受传染时，可向专科医师咨询。

162 哺乳期需要避孕吗

民间有哺乳期可以避孕的传统说法，实际上这个说法不完全正确，只有符合以下三个条件时才无须避孕：①产后6个月内；②完全或接近纯母乳喂养；③月经没有恢复。除此以外的任何情况下都需要避孕。纯母乳喂养是指出生后1小时内开始哺乳，除母乳外不添加任何食物和饮料，包括水；按需哺乳，且每天哺乳不少于6次，每次不少于10分钟。

需要注意的是，哺乳期避孕不宜使用口服避孕药，而应使用男用或女用避孕套、宫内节育器或其他外用避孕药。此外，产后女性生殖系统的恢复需要6～8周时间，因此最好在分娩2个月以后再开始性生活。

163 分娩后如何使小腹恢复到以前的平坦

很多准妈妈为了保持自己的体形，不愿意自然分娩，而是采用剖宫产，而且为了尽快使腹部恢复平坦，在产后不久就给宝宝断了母乳，有节制地饮食并进行身体锻炼，尤其是腹部锻炼，其实这是不科学的做法。在妊娠期，随着宝宝的不断生长，子宫不断扩大，腹壁的肌肉被过度地伸展和拉长，失去了以往的弹性；当宝宝呱呱坠地之后，新妈妈的腹壁肌肉会变得严重松弛、毫无弹性，而且扩大的子宫还没有完全复旧，所以在产后最初的日子里，新妈妈的腹部就像怀孕五六个月的样子。

此时，首先要让宝宝吸吮新妈妈的乳头，这样的刺激会产生使子宫收缩的激素，引起子宫收缩，并能消耗妈妈体内的脂肪，使子宫尽快恢复到怀孕前的大小，进而使腹部较快地恢复平坦。其次，新妈妈在产后1个月内更多的是卧床休息，这样肠胃的消化功能就会弱化很多,这也不利于子宫的复旧,因此适当地进行腹部按摩就显得很有必要,它可以刺激子宫收缩,促使子宫腔内的恶露顺利排出,并刺激胃肠蠕动,预防便秘,防止静脉血液滞留,有利于机体各项机能的恢复。顺产的妈妈从产后第二天即可开始进行腹部按摩;而剖宫产的妈妈需等伤口正常愈合后才能开始,最好在术后10~15天再开始。最后,在身体状况良好的情况下,运动是必不可少的,尤其是一些美腹操,对锻炼腹部肌肉很有帮助,所以应该是新妈妈最经济、最安全的选择,只要持之以恒,使腹部恢复到以前的平坦不会是一件很难的事。

164 为什么会发生产前、产后焦虑症

怀孕之后,有的准妈妈不仅身体发生着明显的变化,在精神上也开始变得焦虑起来,于是,她们开始失眠,变得更加爱流泪,等等。俗话说:"家家都有一本难念的经。"每个孕妇总是为孩子想得太多,以至于造成产前焦虑症。据调查,多数孕妇在妊娠晚期会产生程度不等的焦虑心理,有些人善于调节自己的情绪,会使焦虑心理减轻;有些人不善于调节,导致焦虑心理越来越重。

（1）造成产前焦虑症的原因:

1）担忧分娩风险:从电视、报刊等媒体上耳闻目睹了他人的分娩痛苦和险情,考虑到自己也将经历此过程,心中不免焦虑。

2）害怕胎儿畸形:虽然做过多次检查,但还是担心有些隐藏的健康问题不能查出,害怕生出个不健康的宝宝。

3）对胎儿性别的忧虑:现代人对生男生女大多能正确看待,但在潜意识里仍有某种对胎儿性别的偏向;或受到来自双方家庭对生男生女喜好的心理暗示,心中难免忐忑。

4）患有妊娠高血压疾病、妊娠合并心脏病、妊娠合并糖尿病

等产前并发症的孕妇,由于自身的健康存在问题,害怕疾病殃及胎儿,因此也易产生焦虑。

5)担心产后与职场脱节:很多职场孕妇非常担心因自己的生育影响公司的正常运作,从而遭到辞退;同时也担心自己因产假离岗,产后跟不上职场的变化等。

(2)造成产后焦虑症的原因:

1)在妊娠期,孕妇体内的雌激素和孕激素水平升高,导致过度敏感;生完孩子后,新妈妈则要面对激素水平急速下降带来的情绪问题,这种激素水平变化对情绪的影响和更年期综合征有点相似。

2)产后生理上的不适,如母乳量不足、乳腺导管不通等,也可对产妇的情绪造成负面影响。

3)产后休息不好,特别是连续性的睡眠得不到保证,也容易引起焦虑。

4)婴儿长得不够理想,或在抚养中遇到一些不顺心的事,也会让新妈妈陷入担忧、自责的情绪之中。

5)孩子出生后,全家人关注的重心突然从产妇转向新生儿,也会导致产妇情绪低落。

165 如何防治产后焦虑症

产妇出现焦虑症不要害怕,因为它是可以治愈的。当然,心病还需心药治,最重要的是要了解产生焦虑症的原因,做到预防在先。例如,产前让产妇做好充分的思想准备,了解分娩过程中可能发生的各种情况,并告知产后应注意的事项。作为医务人员,在产前、分娩时和分娩后都要耐心、细致地关怀产妇,做好心理疏导,消除产妇对分娩的紧张和恐惧心理。

对于产后焦虑症，首先家属要做到及时发现，并鼓励产妇及时就诊。及时就诊不仅有利于产妇的产后康复，而且对家庭和婴儿也是非常重要的。

其次，要了解产妇发生焦虑症的原因。对于症状较轻者，为了不影响哺乳，可以进行心理疏导或认知治疗，帮助产妇消除产生焦虑的思想顾虑，增强其信心和克服困难的勇气；对症状较重者，可以在心理医师的指导下使用抗焦虑药，一般用药4～6周后能缓解焦虑症状，逐步恢复正常，再巩固维持4～6周，以后逐渐在医师的指导下减药，大多在3～6个月可完全恢复。

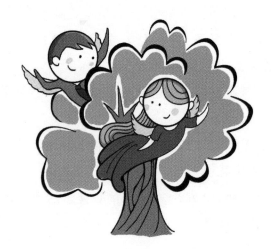

在这里特别要提醒的是，药物治疗期间只能采用人工喂养，防止药物通过乳汁影响婴儿。另外，在药物治疗的同时可以结合心理疏导和认知治疗等，帮助产妇提高应对各种困难的心理承受能力。当然，适当的健身活动不仅有助于产妇身体的康复，而且对增强体质、治愈焦虑症也有促进作用。

最后，家人的关心和照料也是帮助产妇克服焦虑情绪的重要因素。因为产妇在产后身体比较虚弱，需要家人的照顾，如果她能在产褥期感受到亲人的关爱，对她的心理会有很大的安抚作用。另外，由于月子中的婴儿哭闹无常，喂奶、换尿布等琐事很多，容易造成产妇休息不好、心理烦躁，如能帮助产妇把这些琐事料理好，使产妇有个安宁的休息环境，也可以帮助产妇克服产后焦虑。

总之，产后焦虑症是一种情绪障碍，也是一种心理状态，只要了解引起焦虑症的原因，从多方面加以预防，是可以避免的。

166 孕期要做几次超声检查

超声波在医学临床上的应用始于 70 多年前。与 X 线不同，到目前为止还没有足够的证据可以证明超声波有致畸作用。但因为目前对于超声波对人体的影响还没有长时间的数据积累，因此，专家建议一般的产前超声检查应该采用最小化原则，即不要因为某些非医学诊断的需要进行多次的超声检查。但这并不意味着产前 B 超检查越少越好，而是要根据准妈妈的身体情况和医嘱进行必要的检查。例如，当准妈妈出现流产症状时，医师很可能需要通过 B 超确认胎儿的情况，这时切不可一味地担心 B 超会对胎儿造成影响而坚持不做。曾有一位准妈妈在怀孕过程中发生阴道流血，医师希望通过超声检查确定宝宝是否存活，但准妈妈不同意，而是选择继续保胎，结果发生了胎死腹中的悲剧。

超声检查是目前用于监测胎儿发育最安全、可靠、无创、可重复的检查方法，孕妇从怀孕至分娩的全过程均可用 B 超监护。B 超具有以下作用：①可以确定有无妊娠，还能观察胎儿发育，并对胎儿的各部分进行准确测量等；②可以确定胎儿的数量、胎位及胎儿心率等情况，并对某些先天畸形作出早期诊断；③可以清晰显示葡萄胎、异位妊娠、流产等影像，还能显示脐带，在多数情况下可以对脐带绕颈作出判断；④可以判断胎儿的成熟度，还能在整个孕期对胎盘的变化进行动态观察，并确定胎盘的成熟度及胎盘位置，包括有无前置、早剥等；⑤可以观察羊水的性状、数量，诊断羊水过多或过少，为一些遗传性疾病提供有价值的依据。

孕妇在怀孕期间按常规在不同时期需进行5次超声检查，必要时还要再增加检查次数。这5次超声检查的时间分别是：

（1）第一次，妊娠7～8周：能确认是否为宫内妊娠活胎，还能确定孕龄，并可作为以后检查的对比。

（2）第二次，妊娠11～14周：能够看到胎儿的整个身体，了解是单胎还是多胎，同时可以用产科测量值估算孕周大小，并对一些严重的结构畸形如无脑儿、连体儿等作出诊断。测量胎儿颈项透明层（NT）厚度是筛查唐氏综合征等染色体病的敏感指标，62％～80％的唐氏综合征胎儿可表现出NT增厚（大于3mm）。

（3）第三次，妊娠20～25周：这是筛查胎儿先天畸形最理想的时期，因为此时胎儿的解剖结构已经形成并能为超声所显示，胎儿的大小及羊水量均适中，受骨骼声影的影响较小，图像清晰，大部分胎儿畸形均能在此时期表现出来。故在妊娠20～25周进行一次详细的胎儿系统结构筛查，可发现大部分明显的胎儿畸形（如唇裂、无脑儿、脑膨出、开放性脊柱裂、胸腹壁缺损伴内脏外翻、单腔心等）。这也是整个孕期最全面的一次超声检查。

（4）第四次，妊娠32周前后：可再次评估胎儿的生长发育情况，并发现某些孕晚期才表现出来的畸形，同时可提供羊水、胎位、胎盘等情况。但此时羊水相对较少，胎儿相对较大，体位变动的机会更少，受身体遮挡导致胎儿畸形的发现率较低。

（5）第五次，孕足月（妊娠37周至分娩前）：可了解胎儿的生长发育情况，显示胎位，判断有无脐带绕颈，还能显示羊水量及胎盘成熟度，有助于评估胎儿宫内安危情况。

然而，超声是一种间接的检查方法，受仪器设备、胎儿姿势、胎位、羊水量及母体腹壁厚度等多种因素的影响,诊断符合率不可能达到100%。大部分染色体病、单基因及多基因病在胎儿时期无法通过超声检查发现,约5%的畸形在妊娠晚期甚至出生后才发现,也不能对胎儿以后的发育作出预测,故存在一定的局限性。

167 孕妇是否一定要做三维彩超

作为监测胎儿发育最安全、可靠、无创、可重复的超声检查,在产前诊断与胎儿先天畸形的筛查方面起到了极其重要的作用。一般在妊娠期无特殊情况下,需进行5次超声检查。随着超声仪器和检查技术的进步,特别是彩色多普勒超声的应用,大大增加了产科疾病诊断的准确性,为临床提供了准确、科学的诊断依据。彩超比黑白B超更进了一步,图像也比黑白B超清晰得多,可以清楚地显示血流方向、速度;三维彩超在二维彩超的基础上增加了立体显像,可以全方位地显示病变部位的图像,特别是对于胎儿畸形的早期诊断更为准确,也更有价值。

既然三维彩超比普通B超更先进,那么是不是所有的孕妇都需要做三维彩超呢?一般情况下不一定需要,如果有可疑畸形的高危因素,或普通B超不能确定时,可根据医师的建议做三维彩超。假如孕妇自己要求做三维彩超,在怀孕25~30周做比较合适。三维彩超表面成像用于产科检查,不仅可以观察到胎儿的成长过程,而且可以检查胎盘、羊水及脐带的变化,更重要的是可作为诊断胎儿先天畸形的主要手段。由于组织结构与液体的灰阶反差较大,三维彩超可清晰显示可疑结构的立体形态、表面特征、空间位置关系,提供胎儿在宫内的立体图像。三维重建包括表面成像、透明成像及多平面成像模式,主要用于筛查胎儿先天畸形,如唇裂、内脏畸形、四肢异常、脑积水等。因为孕中期胎儿的各个脏器已发育齐全,此时做B超检查可以看到胎儿的重要脏器有无异常,有利于早期发现胎儿畸形。

但是,三维彩超也不是万能的,对于微小的畸形未必能筛查出来,因此不能对其检查结果抱有百分之百的信任和依赖。

168 孕期水肿是怎么回事

据统计,约75%的女性在怀孕期间会有不同程度的水肿发生,怀孕7～8个月后,水肿会更加明显。水肿多发生在四肢,最常见的是双脚。孕期水肿通常有生理性和病理性两种:

(1)生理性水肿:正常孕期水肿常发生在下肢足踝的两侧、足背及小腿,并呈凹陷性水肿,即用手指按压后按压处出现一凹陷,只要平卧休息6～8小时后,水肿就会消失,故晚上比早上严重。当站立时间过长时,由于地球引力的作用会使体液积聚在身体最低点而加重水肿,炎热的天气和疲劳也会使水肿更加明显。引起生理性水肿的主要原因是:

1)内分泌变化:怀孕后,孕妇的内分泌系统发生变化,使肾小管对钠、水的吸收增加,同时因雌激素、醛固酮分泌增多,可引起水肿。

2)血液量增加:由于循环血量增加,心脏排血量就会增多;同时全身毛细血管床的数量增多、管径增粗,其结果就是会有更多的液体(平均增加25%)穿过毛细血管壁进入组织间隙,这样就使血液中的水分容易渗透到组织间液中,从而造成肢体水肿。

3)子宫压迫:到了怀孕中后期,随着子宫的增大,对下腔静脉造成压迫,下腔静脉回流不好,就会使下肢的血液循环变差,从而导致下肢水肿。

(2)病理性水肿:孕期除了正常的生理性水肿外,还有一些水肿属于异常情形,主要表现为水肿蔓延至大腿部,休息8小时以后仍不消退,或者是妊娠晚期体重每周增长大于500g,这时就要警惕病理性水肿了,需要进行全面的检查和治疗。引起病理性水肿的主要原因是:

1）妊娠高血压疾病:妊娠高血压疾病患者除了表现为水肿外,还伴有血压升高或蛋白尿。

2）心脏疾病:孕期循环血量增加,心脏的负担也增加,心脏病患者可能会出现明显的水肿,从下肢开始,逐渐蔓延至膝盖、大腿、腹壁甚至全身,严重时常伴有心悸、呼吸困难,以至于无法平卧,休息后可改善。

3）肾脏疾病:肾脏疾病影响了体内水分的代谢,还会导致蛋白质丧失,从而出现水肿。肾脏疾病患者主要表现为双侧眼睑晨起水肿,逐渐出现下肢水肿,休息后症状减轻不明显。患者常伴有高血压,需要及时就诊,针对原发疾病进行治疗,严重时需及时终止妊娠。

4）肝脏疾病:肝脏疾病患者一旦发生孕期水肿往往较重,常伴有腹水,面色黯淡,有时会有黄疸。一旦出现肝功能损伤,应当及时就诊。

169 如何预防或减轻孕期水肿

（1）调整工作和生活节奏:准妈妈要保证充足的休息时间,不能过于紧张和劳累。餐后最好休息半小时,下午最好休息2小时,每晚应睡足9～10小时。如果上班地点没有条件躺下休息,可以在午饭后将腿抬高放在椅子上,采取半坐卧位。

（2）不要久站、久坐、久蹲:长时间坐着工作的孕妇可以在脚下垫个矮凳。工作间隙要适当走动,以增加下肢的血流量。在休息时,尽量做到平躺或左侧卧。平常坐着时不要跷二郎腿,要常常伸展腿部,动动脚跟、脚趾。

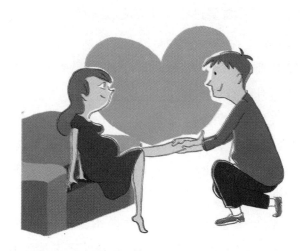

(3)穿宽松舒适的衣服和鞋袜:穿紧身衣服会导致血液循环不畅,从而引发身体水肿,因此,孕妇在怀孕期间应尽量避免穿紧身衣服。同时,不要穿会压迫到脚踝及小腿的过紧袜子,以免影响下肢的血液回流。

(4)适当锻炼:若孕妇身体条件允许,可以进行适当的体育锻炼,如游泳对减轻水肿就有一定的好处。

(5)食用低盐餐:怀孕后身体调节盐分、水分的功能下降,因此在日常生活中要尽量控制盐分的摄取,保证每日的盐分摄取量在10g以下。

(6)采取左侧卧睡姿:孕妇应采取左侧卧睡姿,这样可以避免压迫到下肢静脉,以减少血液回流的阻力。

(7)抬高双腿:建议孕妇在睡前或午休时把双腿抬高15~20分钟,这样可以起到加速血液回流、减轻静脉内压的双重作用,不仅能缓解孕期水肿,还能预防下肢静脉曲张等疾病。

(8)进食足量的蛋白质和蔬果:孕妇每天要保证肉、鱼、虾、蛋、奶等动物类食物及豆类食物的摄入量，因为这类食物含有丰富的优质蛋白质，较易将水分代谢出去。贫血的孕妇每周还要注意进食2～3次动物肝脏，以补充铁质。蔬菜和水果中含有人体必需的多种维生素和矿物质，还有解毒利尿等作用，准妈妈每天应进食蔬菜和水果。另外，一定要避免食用高盐、罐头食物。

170 Rh阴性血型的女性能生第二胎吗

Rh血型是独立于ABO血型之外的另一种血型类别，具有遗传的特性。人体血液红细胞上有Rh凝集原者为Rh阳性血型，反之为Rh阴性血型。Rh阴性血型的分布各种族间差异很大，在欧洲的白种人中比例较高，约占15％；在中国人群中，维吾尔族人约占5％，蒙古族人接近1％，汉族人仅占0.3％。正因为Rh阴性血属稀有血型，故有"熊猫血"之称。无论血型是Rh阴性还是Rh阳性，其差别仅仅是血型的不同，都属健康人群。

Rh阳性血型者可以接受Rh阴性血型者的血液，但Rh阴性血型者不能接受Rh阳性血型者的血液。因为Rh阴性血型者的血清中不含抗Rh凝集素，当其第一次接受Rh阳性血型者的血液后，输入的红细胞不会发生凝集反应，但含Rh凝集原的红细胞进入受血者体内后，能引起受血者产生抗Rh凝集素，以后，当该受血者再次接受Rh阳性血型者的血液后，输入的红细胞就有可能发生抗原抗体反应而产生凝集现象。也就是说，Rh阴性血型的女性在第一次怀孕时，对Rh阳性血型的胎儿危害很小，这是因为在母亲致敏前，或者在母亲产生适量的Rh抗体前，孩子已经出生。然而，一旦致敏发生后，母亲一生都会不断产生Rh抗体作为其血液的一部分，在以后的怀孕中，母亲的Rh抗体就能通过胎盘到达胎儿体内，孩子患严重的Rh溶血病的风险就加大了。某些特殊因素也会增加胎儿的红细胞进入母体的概率,如剖宫产、多胞胎妊娠、前置胎盘或胎盘早剥引发的出血、生产时以人工取出胎盘等。另外,自然流产、人工流产、异位妊娠、羊膜腔穿刺或绒毛膜取样等也会造成 Rh 阴性血型的母亲被 Rh 阳性血型的胚胎或胎儿所致敏,导致母体产生抗 Rh 凝集素。如果 Rh 阴性血型的女性事先曾接受过 Rh 阳性血型者的血液(如有流产或输血史),则其孕育的第一胎 Rh 阳性血型胎儿也可能发生溶血现象,这就是使她们在再生育时感到纠结的原因。

夫妇的 Rh 血型不合并不等于一定会发生胎儿或新生儿溶血,有 50%～70% 的 Rh 阴性血型个体通过输血或妊娠可受到 Rh 阳性红细胞的免疫而产生抗 D 抗体,因此 Rh 血型不合的夫妇要想知道自己的胎儿是否会发生溶血,可以定期到正规医院接受产前抗体效价筛查。抗体效价是衡量血清中抗体水平的一项检测指标,用于评估溶血病发生的可能性,通常效价高代表抗体数量多。

Rh 阴性血型女性想要再生育一个健康宝宝,需要注意以下三个环节:

(1) 孕前准备:怀孕前一般要到指定医院做 ABO 和 Rh 血型鉴定。既往曾经分娩过溶血病新生儿的女性,如果体内的 IgG 抗体仍处于较高值时则不适宜马上怀孕,否则,妊娠中晚期胎儿可能发生严重的贫血,引起胎儿水肿及死胎。针对这种情况,需要事先服用免疫抑制剂,必要时行血浆置换或血浆去除治疗,以促使体内的抗体效价下降至低值,此时再受孕则预后较好。

(2) 孕期监护:①定期对孕妇进行免疫血液学产前检查,一旦证实有抗体存在,应立即治疗;如果抗体效价很高时,需要同时进行血浆置换术。②极少数 Rh 血型不合的胎儿可过早发生溶血,为了纠正胎儿的严重贫血,挽救胎儿的生命,应及早进行胎儿宫内输血。

（3）分娩后处理：①如果孕期胎儿情况良好，孩子出生后可按一般新生儿常规处理，但应密切观察有无进行性黄疸的发生；②Rh血型不合时其新生儿往往在胎儿期已经受到损害，可适当提前进行剖宫产；③孩子出生后如果有进行性黄疸的发生，在采用换血的同时给予光照和药物治疗。

171 羊水是什么东西

所谓"羊水"，是指怀孕时子宫羊膜腔内的液体。在准妈妈的整个怀孕过程中，羊水是维持胎儿生命所不可缺少的重要成分。在胎儿的不同发育阶段，羊水的来源也各不相同。卵子受精后第11~12天其完全种植在子宫内膜中，随着胚胎的发育，其周围逐渐形成羊膜腔，早期的羊水主要来自母体血清经胎膜进入羊膜腔的透析液。当胚胎血循环形成后，胎儿的血清经未角化的上皮渗漏到羊膜腔中，构成羊水的一部分。随着胎儿的发育，胎儿的肾脏已有排泄功能，胎儿吞咽羊水，经过肾脏，以尿液的形式再排回羊膜腔内，成为妊娠中晚期羊水的重要组成部分。胎肺在妊娠晚期也参与了羊水的形成。总之，在孕妇的子宫里，胎儿始终被这种无色液体包围着，它如同海洋，胎儿畅游其中，不亦乐乎。

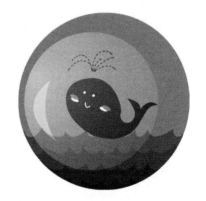

羊水的作用主要有以下几种：①羊水就像是胎儿周围的垫子，能缓和来自孕妇腹部的压力或冲击，使胎儿不会直接受到外力的损伤。②当胎儿玩耍时，羊水可以防止脐带被压扁，以保证胎儿营养和氧气的充足供应。③羊水能够保持子宫内恒定的温度,让胎儿不会感到寒冷,防止热量丢失。④羊水可以减少胎儿玩耍时给孕妇带来的不适。⑤羊水给胎儿提供了足够的运动空间,可以让胎儿的肌肉和骨骼得到很好的生长。⑥当胎儿吞咽、吸入、呼出、排出羊水时,胎儿的消化系统、呼吸系统、泌尿系统都得到了很好的发育和锻炼。⑦羊水中还有部分抑菌物质,对于减少感染有一定的作用。⑧在生产过程中,羊水在胎头前方形成前羊水囊,可以起到扩张子宫颈的作用。当胎位是臀位与横位时,可以避免脐带脱垂。⑨在子宫收缩时,羊水可以缓冲子宫对胎儿的局部压力,尤其是对胎儿头部的压迫。⑩破水后,羊水对产道有一定的润滑作用,使胎儿更易于娩出。

正常情况下,羊水在孕 12 周时约有 50ml;到了孕 20 周时约有 400ml;孕 36～38 周之间会达到最大量,为 1000～1500ml;以后逐渐减少,足月时达 800ml 左右;过期妊娠时羊水明显减少,可少至 300ml。约 8% 的孕妇在怀孕最后 3 个月期间羊水量过少;在超过预产期 2 周左右时,有 12% 左右的孕妇出现羊水过少。

172 如何应对羊水过多

正常情况下,孕早期,羊水随妊娠月份的递增而逐渐增加,孕 36～38 周时可达 1000～1500ml,以后逐渐减少,一般到足月时,羊水会迅速减少。一旦羊水的产生与消退失去平衡,就会引起羊水过多或羊水过少,两者都会影响胎儿的健康。

羊水超过 2000ml 为羊水过多,多在孕晚期出现。羊水过多可引发早产、胎膜破裂、胎盘早剥和脐带脱垂,危及母婴的健康。

羊水过多的具体原因不明,很可能与以下几种因素有关:

(1)胎儿畸形,如无脑儿、脊柱裂、消化道畸形、食管或小肠闭锁等。

（2）妊娠合并糖尿病、双胞胎、母儿血型不合等。

慢性羊水过多一般发病缓慢，孕妇比较适应，症状较轻，但子宫高度膨胀时亦有压迫症状。急性羊水过多常产生严重的压迫症状，主要有腹部胀痛、消化不良，因膈肌上升、心脏移位而影响心肺功能，出现呼吸急促、心悸、脉速、不能平卧；因腹腔压力高、静脉回流受阻，出现外阴及下肢水肿、静脉曲张。羊水过多的孕妇常合并妊娠高血压疾病。另外，羊水过多常造成子宫张力过高，容易发生早产；胎膜破裂时，大量羊水迅速流出，子宫骤然缩小，易引起胎盘早剥；脐带可能随羊水冲出而致脐带脱垂；产后因宫缩乏力，可致产后大出血。腹部检查可见腹壁紧张、皮肤发亮，腹部膨大显著大于妊娠月份，宫底高度及腹围大于正常妊娠；触诊有液体震动感，胎头浮沉感明显，胎位多扪不清；胎心遥远或听不清。

羊水过多的处理主要取决于胎儿有无畸形及孕妇症状的严重程度。胎儿无畸形、孕妇症状较轻者可继续妊娠，但应注意休息，低盐饮食，并遵医嘱服用相关药物，必要时行羊膜腔穿刺放羊水，以缓解压迫症状；如有胎儿畸形，则应终止妊娠。注意预防胎盘早剥、产后出血等。

由此看来，对于羊水过多的孕妇一定要多注意才行，应该及时做检查，发现病情及时治疗。

173 如何应对羊水过少

羊水过少是指羊水量少于300ml，但这种状况并不多见，发生率只有0.4％～4％。羊水过少时羊水会呈现出黏稠、混浊的现象。羊水过少也是胎儿异常或母亲潜存疾病的重要表现，即使怀孕时胎儿没有出现明显的异常，但出生后的患病率和死亡率也比

其他新生儿高。因此,羊水过少时应立即找出病因,及时处理。羊水过少的常见病因包括:

（1）母亲方面:母亲存在水分摄取不足、低血容量、药物影响、妊娠高血压疾病等状况。

（2）胎儿方面:如妊娠早期破水、胎儿生长迟滞、胎儿过期过熟、胎儿异常(如胎儿泌尿系统异常)、胎盘功能不足等。

（3）过期妊娠:过期妊娠可造成胎盘组织变性、功能减退。尤其是孕妇并发妊娠高血压疾病、心血管疾病、慢性肾炎时,因为胎盘病变而影响胎儿发育,也会导致羊水过少。

找到病因后应进行及时处理。例如,当发现孕妇有早产破水的情况时,必须作出继续安胎或及早终止妊娠(在感染相当严重的情况下)的决定;当发现胎儿有异常时,必须决定是宫内治疗还是提早生产,或是等足月生产后再治疗等。

假如羊水过少合并胎儿生长迟滞,必须考虑提早生产,因为这意味着存在某种程度的胎儿窘迫,继续怀孕无法确保胎儿的安全。

总之,羊水对于胎儿生命的存在具有重大意义,羊水过多和过少都是怀孕可能存在危险的信号。

174 羊膜腔穿刺羊水检查是怎么回事

羊膜腔穿刺羊水检查是一种产前诊断的检查方法,就是将怀孕后所产生的羊水,经由一种简单的仪器,在无菌状态下抽出若干毫升并加以化验,以判断胎儿的健康状况。这是一种有创的检查手段,最好在怀孕19～23周进行,因为太早羊水不够,抽取困难,还容易伤及胎儿;太晚,胎儿已发育成形,即使发现异常需终止妊娠时也会造成操作困难,并增加母体的危险性。

羊水检查可以诊断出胎儿的哪些问题呢?

妊娠中期做羊水检查，可以进行胎儿染色体核型分析、染色体遗传病诊断和性别判定，也可用羊水中胎儿细胞DNA作出基因病和代谢病的诊断，测定羊水中的甲胎蛋白还可以诊断胎儿开放性神经管畸形等。

妊娠晚期做羊水检查，可以测定胎儿的血型、胆红素、卵磷脂、鞘磷脂以及胎盘泌乳素等，以了解有无母儿血型不合、有无胎儿溶血、胎儿肺成熟度、皮肤成熟度以及胎盘功能等。

一般在羊膜腔穿刺前需要做一些检查，比如血常规、凝血功能、血型、传染病筛查以及测体温、听胎心、做B超等，以确定胎盘的位置、胎儿的情况、羊水的情况等，检查之后就可以实施羊膜腔穿刺了。羊膜腔穿刺时一般抽取羊水20ml左右，穿刺后孕妇卧床休息2小时即可。在妊娠中期，羊水量通常都在250ml以上，抽取20ml左右的羊水还不到羊水总量的8％，而且很快会得到补充，因此不需要担心羊水量减少影响到胎儿的发育问题。

175 羊膜腔穿刺痛不痛？有风险吗

羊膜腔穿刺基本是没有痛苦的，因为穿刺用的针头比一般抽血用的针头还要细，穿刺时的疼痛和平时的打针差不多，有时可能更轻些。另外，孕妇腹部的神经分布较稀疏，对针扎的感觉较不敏感，所以羊膜腔穿刺最多跟平时的抽血一样，不会很痛的。

羊膜腔穿刺是产科经常进行的相对比较安全的操作，对于大多数女性而言，其产前诊断方面的益处要远远超过其潜在的风险。不过，尽管羊膜腔穿刺的安全性很高，但目前仍无法保证其绝对没有风险。羊膜腔穿刺的风险主要有以下几方面：

（1）穿刺针对孕妇或胎儿造成损伤：使用超声波引导穿刺针能够减少这种风险。刺破胎盘是最常见的潜在损伤，但它通常能够愈合，一般不会留下后遗问题。

（2）可能会出现感染：因为这项操作可能会把病原体带入羊膜囊内，但这是很少见的。感染能够引起高热、子宫收缩或腹部疼痛。

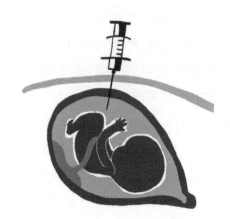

（3）孕妇的血液与胎儿的血液相接触：只有当母亲的血型为Rh阴性而胎儿的血型为Rh阳性时，这才会成为一个问题。如果需要的话，在检查后可以给孕妇注射合适的抗体。

（4）可能引起流产：有发生流产的危险，但概率很小。

（5）其他并发症：如羊水从穿刺眼漏出，需要再次封闭；子宫痉挛性收缩；轻度或重度出血。发生这些情况的概率都是非常低的。

孕妇行羊膜腔穿刺后，除了粗重的工作之外，一般工作可以照常，不需要打针吃药，按平常的作息即可。穿刺后3天内如有腹痛、腹胀、阴道流水、阴道流血、发热等症状，请速到医院就诊。

176 哪些情况下需要做羊水检查

有以下情况时需要做羊水检查：

（1）孕妇的年龄超过35岁。

（2）孕妇曾经分娩过染色体病患儿。

（3）夫妇一方或双方有染色体异常。

（4）孕妇为性连锁疾病携带者。

（5）夫妇双方或一方有先天性代谢疾病或已生育过先天性代谢疾病患儿。

（6）在孕早期接受过较大剂量的化学毒剂、辐射以及患过病毒感染性疾病。

（7）孕妇具有脆性X染色体或染色体断裂综合征家族史。

（8）孕妇有原因不明的自然流产、死产、畸形儿和新生儿死亡病史。

羊膜腔穿刺的时间为怀孕19～23周，羊膜腔穿刺可以做胎儿染色体、基因、基因产物、性别及一些感染性疾病的分析诊断。

177 无创基因检测是怎么回事？它能否取代羊膜腔穿刺

随着"单独两孩"政策的出台，高龄产妇将明显增加，人们对于产前诊断的渴望也更加迫切。产前诊断最常用的方法有B超、血清学检查和羊膜腔穿刺，其中只有明显的发育畸形才可以用B超发现，血清学检查项目较少，而羊膜腔穿刺是有创检查，故这些检查都有一定的局限性。那么，目前风行一时的无创基因检测技术能否弥补以上检查手段的不足呢？

什么是无创基因检测呢？首先要了解什么是基因。众所周知，人体有22对常染色体和1对（2条）性染色体，而基因就是镶嵌在染色体上的最小的遗传片段。1条染色体由成千上万个基因片段组成，每个基因均携带着人体的遗传信息，要是基因出现了问题，它所携带的遗传信息将不能正确表达，严重时就会表现为新生儿的缺陷，比如21-三体综合征、血友病等。如果能提早发现基因缺陷，就可以减少有遗传缺陷的胎儿出生，所以基因检查在产前诊断中的作用是很大的。

（1）无创基因检测的方法：无创基因检测是指抽取孕妇5ml的外周血进行胎儿相关遗传物质的检查，以评估胎儿有无患特定遗传性疾病的风险。羊膜腔穿刺也是染色体（包括基因）检查的一种，但羊膜腔穿刺是有创的，应用中受到一定的限制。

（2）无创基因检测的优势：无创基因检测技术的临床应用，将有助于提高产前诊断的效率，是对现行产前筛查和诊断体系的有效补充。对于一些不能或不适合做羊膜腔穿刺的孕妇，或对羊膜腔穿刺极度焦虑的孕妇，或有羊膜腔穿刺禁忌证（如感染未愈、前置胎盘、先兆流产等）的孕妇以及珍贵儿等，无创基因检测有明显的优势。大量研究表明，无创基因检测的总体特异性大于99％，假阳性率小于0.03％，其效果明显优于传统的血清学筛查手段，对一些出生缺陷的筛查意义重大。但是，任何技术都有其局限性，无创基因检测目前只能筛查21号、18号、13号这三种染色体数目异常所致的遗传性疾病，而对于嵌合体型、移位型、微缺失、微重复等染色体结构异常所致的遗传性疾病还无法检测，同时对于早孕周、双胎等孕妇的产前筛查仍缺少大样本量的验证，且对于高危或明确阳性的孕妇，最后确诊仍需要做羊膜腔穿刺，所以到目前为止它还不能取代羊膜腔穿刺。

无创基因检测属于产前优生筛查项目，对于有单基因病家族史或已经生过单基因病患儿的孕妇可进行产前基因诊断，以预防单基因病缺陷儿的出生。目前可进行基因诊断的疾病已达3000多种，包括心血管疾病、肿瘤、代谢性疾病、五官疾病、皮肤疾病、骨骼疾病、内脏疾病、不育、出生缺陷等，这个广阔的前景将给人类的健康带来许多改变。举个例子，现在白血病患者越来越多，有一项救治方法就是再生一个和患者能配上型的孩子，用孩子的脐带血进行造血干细胞移植来救治患者。在自然条件下，配型成功的概率是很低的，而运用基因检测技术则可以达到这个目的。目前通过基因检测进行产前诊断的疾病主要是单基因病，如血友病、肝豆状核变性、进行性肌营养不良症等。另外，基因检测还可以指导临床治疗,目前已经成熟的少量基因检测项目,如 K-RAS 基因对结直肠癌、C-KIT 基因对胃肠间质瘤、HER-2 基因对乳腺癌和胃癌等,非常有治疗指导价值。基因检测技术对于肿瘤患者来说意义重大,已成为肿瘤个体化治疗中的必要手段。

将超声、染色体基因检查、血清生化检查等技术手段相结合,是产前筛查的发展方向,总之,未来的总体方向是无创的。无创基因检测在一定程度上可以代替羊膜腔穿刺,但不能取代羊膜腔穿刺金标准的位置。目前基因检测的研究方向主要有两个方面,一是力图发现所有疾病的基因缺陷,预期 2020 年大体可以实现;二是开发费用更低、检测率更高的基因测序技术以普及临床应用,预期 3~5 年内基本上人人可以享受。

178 什么是胎膜早破

胎膜早破俗称"破水",是指在临产前胎膜自然破裂,大量羊水流出。胎膜早破是一种产科危急情况,一旦发生很容易引起感染,影响母婴的健康和安危。

引起胎膜早破的原因有以下几种:

(1)生殖道感染:病原体上行性感染可引起胎膜炎,使胎膜局部抗张能力下降而破裂。

(2)羊膜腔压力增高:多胎妊娠、羊水过多、巨大胎儿使子宫内压力增加,覆盖于宫颈内口处的胎膜自然成为薄弱环节而导致破裂。

(3)胎膜受力不均:头盆不相称、胎位异常使胎先露部不能衔接,前羊膜囊所受的压力不均,导致胎膜破裂。因先天性宫颈组织结构薄弱或手术创伤(如宫颈锥形切除)致宫颈过短、宫颈内口松弛、宫颈功能不全,也可导致胎膜早破。

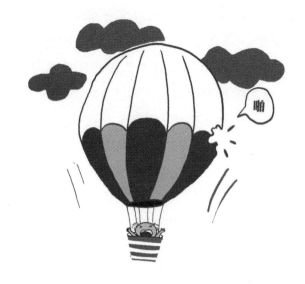

（4）营养因素：缺乏维生素C、微量元素锌及铜，可使胎膜抗张能力下降，也可能引起胎膜早破。

（5）其他：妊娠晚期频繁性生活、羊膜腔穿刺不当、剧烈咳嗽、猛然大笑或暴怒以及做重体力活等，均可使腹腔压力急剧增高，致使胎膜破裂，羊水从阴道流出。

179 胎膜早破有哪些危害

（1）引发早产：胎膜是胎儿的保护膜，如果胎膜早破，就会使羊水过早地流出，失去对胎儿的保护作用。羊水流出后子宫会变小，不断刺激子宫收缩，这时胎儿若是不足月就会发生早产。而早产儿的各个器官功能还没有发育完全，体重较低，生存能力较差，很容易发生夭折。

（2）引发胎儿窘迫：未临产时发生胎膜早破，如果胎先露未固定，脐带就会随着羊水流出而脱垂出来，从而引发胎儿窘迫。

（3）引发滞产及胎儿缺氧：如果羊水流出过多，子宫壁会紧贴着胎儿的身体,因胎儿的刺激可引起子宫的不协调宫缩,从而影响产程进展和胎盘的血液循环,导致滞产和胎儿缺氧。

（4）引发母婴感染:胎膜破裂的时间越长,发生宫内感染的概率就越大。如果胎儿吸入感染的羊水,就会引起吸入性肺炎。另外,产妇也容易在分娩时受到感染或造成产褥感染。

180 如何发现胎膜早破？在家里发生胎膜早破怎么办

胎膜早破的后果较严重,那么应该怎样来发现和处理呢?

一旦发生胎膜早破,不少孕妇会以为是自己的小便尿湿了内裤,而并不知道是胎膜早破。然而,尽快确定胎膜早破是非常重要的,这样可以避免细菌沿着阴道上行到子宫内感染胎儿,避免发生脐带脱垂等并发症。当产妇不明确自己究竟是胎膜早破还是尿液流出时,可以用特定的化学试纸测试阴道里流出的液体,如果是胎膜早破,阴道里流出的羊水会使橘黄色的试纸变成深绿色;把试纸拿到医院放在显微镜下观察,可以看到羊水结晶,这时即可确定是胎膜早破。

一旦发生胎膜早破,产妇及家人不要过于慌张,在不知所措的情况下反而容易做出不当举止。为了防止脐带脱垂,应立即让产妇躺下,并且把臀部位置抬高。产妇可以在外阴处垫上一片干净的卫生巾,并注意保持外阴清洁,不可以再入浴。只要发生胎膜早破,不管产妇是否到预产期、有没有子宫收缩,都必须立即赶往医院就诊;在赶往医院的途中,需要采取抬高臀位的躺卧姿势。

181 胎膜早破会影响分娩吗

若胎膜早破时怀孕未满36周,提前让胎儿娩出即造成早产,早产儿的肺脏、肝脏发育不够成熟,还可能出现很多并发症,如脑部缺氧、呼吸窘迫综合征等,这时医师只能根据胎儿的大小来决定处理方式:

(1)怀孕16～24周发生胎膜早破,此时胎儿生下来后存活的概率很低,而且先天异常的可能性较高,通常建议立刻终止妊娠,以免母体受到感染。

(2)怀孕25～33周发生胎膜早破,医师通常采取保守治疗,即利用抗生素预防感染,利用安胎药物尽量保住胎儿,同时会使用激素促进胎儿肺脏成熟。

(3)怀孕34～36周,胎儿的肺部多半已经较为成熟,此时发生胎膜早破对医师来说处理上相对容易些,可以利用催产素或前列腺素引产,尽可能让胎儿在规定的时间内出生,因为超过规定的时间后细菌感染的机会就会增加,胎儿发生败血症或者母亲发生感染的机会也会相对增加。如果有其他妊娠并发症,或胎儿心率过快或过慢,或胎位不正,可以直接做剖宫产让胎儿娩出。

182 如何预防胎膜早破

(1)坚持定期做产前检查:妊娠20～36周期间每2～4周检查一次,妊娠37周以后每周检查一次,高危孕妇酌情增加检查次数。

(2)避免劳累,适当锻炼:孕中晚期不要进行剧烈活动,生活和工作都不宜过于劳累,每天保持愉快的心情。可以适当地到户外散散步,但不宜走长路或跑步,特别是要避免长时间的路途颠簸。走路要当心,以免摔倒(特别是上下楼梯时),切勿提重物。

（3）适当减少性生活：怀孕最后3个月应减少性生活，怀孕最后1个月应禁止性生活，以免刺激子宫造成胎膜早破。

（4）积极治疗阴道炎症：阴道炎症是胎膜早破的主要原因之一，因此，孕前及孕期如果发生阴道炎症，应积极治疗。

（5）科学合理地摄入营养：多食用富含维生素C（如新鲜蔬菜和水果）、微量元素铜（如动物内脏）、优质胶原蛋白（如猪蹄）的食物，有增强胎膜韧性的作用。

183 孕妇发生急产时如何应对

急产是指从有规律的子宫收缩开始到胎儿、胎盘娩出的时间不足3小时。正常的初产妇需要16～18个小时才能完成整个分娩全程，而经产妇一般只需要6～10个小时。

急产多由于子宫收缩过强、过快引起，容易发生急产的产妇包括：①经产妇；②由于各种原因，产前做过人工流产和引产的产妇；③怀孕29～36周就分娩的产妇，多见于40岁以上的高龄产妇；④患有贫血、甲亢、高血压等疾病的产妇；⑤有胎儿过小、双胎、胎位不正、胎盘异常等情况，而没有做常规产前检查的产妇；⑥接近临产时乘坐车船、过度劳累、运动量突然加大的产妇。

当急产发生在家里或途中时，以下几个急救要点在医护人员赶来之前十分关键：

（1）叮嘱产妇不要用力屏气，要张口呼吸。

（2）因地制宜准备接生用具，如干净的布、用打火机烧过的剪刀、酒精（或白酒）等。

（3）当胎儿头部露出时，用双手托住其头部，千万不能硬拉或扭动；当胎儿肩部露出时，用两手托着胎儿的头和身体，慢慢地向外提出。胎儿娩出后再等待胎盘自然娩出。

（4）将新生儿包裹好加以保暖，再用干净柔软的布擦净新生儿口鼻内的羊水。不要剪断脐带，将胎盘放在高于新生儿或与新生儿高度相同的地方。

（5）尽快将产妇和新生儿送往医院。

急产并非好事，对产妇和宝宝都有一定的危险，所以，孕妇要注意做好孕期检查，尽量避免出现急产情况。临产前2周孕妇最好不要外出远游，谨防急产。

184 孕妇学会数胎动有什么意义

胎动是子宫内生命存在的象征，数胎动是孕妇自我监测胎儿情况的一种简易手段。怀孕18～20周开始孕妇自感有胎动，夜间尤为明显；怀孕29～38周为胎动最频繁的时期；接近足月时胎动略为减少，一般每小时3～5次。如有胎动异常，应警惕胎儿窘迫的可能。缺氧早期胎儿躁动不安，表现为胎动明显增加；当缺氧严重时，胎动减少减弱甚至消失，胎动消失后，胎心一般在24～48小时内消失。

孕妇自怀孕28周开始应学会数胎动，即在每天早、中、晚的固

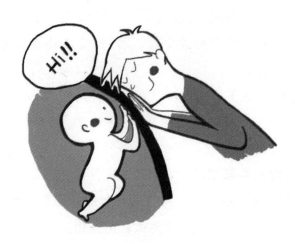

定时间各数 1 小时，每小时胎动大于 3 次，说明胎儿情况良好。也可将早、中、晚 3 小时的胎动次数之和乘以 4，即为 12 小时胎动次数。若 12 小时胎动次数在 30 次以上，说明胎儿情况良好；少于 20 次，说明胎儿异常；少于 10 次，则提示胎儿有宫内缺氧。

数胎动时应取卧位或坐位，思想集中。若连续出现胎动或在同一时刻感到多处胎动，只能算做一次，等胎动完全停止后再接着计数。若胎儿长时间持续胎动，也应该警惕。胎动的强弱和次数，个体差异很大，有的 12 小时多达 100 次以上，孕妇自数一段时间后会得出一个常数，以后便可以此为标准进行胎儿情况的自我监测。

孕妇如果发现胎动次数突然减少甚至胎动停止，就预示着胎儿健康情况不好或出现了异常问题，应尽快到医院检查。若 12 小时胎动次数少于 20 次或 1 小时胎动次数少于 3 次，往往提示胎儿缺氧，小生命可能受到严重威胁，有人把这种现象称为胎儿危险先兆，孕妇决不能掉以轻心。

孕妇如能注意监测胎动，发现异常时及时诊治，对于将要出生的宝宝肯定是有裨益的。

第九章

不孕不育

185 受孕应具备哪些基本条件

首先,受孕要有成熟健康的卵子和足量健康的精子。现代医学研究表明,受精的一刹那,有许许多多的精子包围一个卵子,最终只有一个精子进入卵子而成为受精卵。如果男性的精子数量明显减少,即每毫升精液中少于 2000 万个,就会造成受孕困难;同样,如果女性不排卵或排出不健康的卵子,也是不能受孕的。

其次,受孕要有通畅和功能良好的腔道,作为卵子和精子相遇和结合的"桥梁"。现代医学研究表明,女性排卵后,卵子很快被摄入输卵管,在输卵管外侧 1/3 处与精子相遇、结合。如果输卵管由于某种因素(如结核、炎症等)发生堵塞,卵子不能被摄入,精子也无法上行到达输卵管外侧 1/3 处,当然也失去了受孕机会。通畅和功能良好的腔道并不仅仅指女性的生殖道,如果男性的输精管道阻塞或出现逆行射精(即同房时射出的精液进入自己的膀胱),或患有勃起功能障碍、早泄等疾病,使精子不能排出或不能进入女性的生殖道,也是不会受孕的。

第三,受精卵要发育成为胎儿,还要有适合于受精卵种植和发育的环境。正常情况下,这种良好的环境就是女性的子宫,如果子宫内环境发生了变化,受精卵不能植入,也是不能怀孕的。有些女性有子宫畸形或者子宫重度发育不良,即使受精卵植入了,胎儿没有一个良好的生长环境,也容易发生流产。

186 备孕多久不怀孕需要去医院检查

世界卫生组织对不孕症的界定是指婚后未避孕且有正常性生活同居 1 年而未孕的。正常待孕夫妇在未避孕的情况下,3 个月的妊娠率为 57% 左右,6 个月的妊娠率为 72% 左右,12 个月的妊娠率为85％左右,24个月的妊娠率为93％左右。因此,一般情况下,备孕1年左右如果未怀孕则需要去医院检查。但是,随着年龄的增加,女性的生育能力会逐渐下降,而再生育的女性往往年龄都偏大。所以,为了保护女性的生育能力,30岁以上的女性在备孕6个月后仍然没有怀孕,建议去医院进行相关检查。

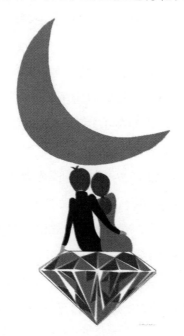

187 取出宫内节育器半年后没有怀孕怎么办

现在准备再生育的女性年龄大多在30岁以上,就其本身的生殖能力而言已经过了最佳时期,卵巢的排卵功能开始滑坡。面对再生育机会,偏偏肚子不争气,而且心越急越是怀不上,真可谓"万事俱备,只欠东风"。对于这种情况,我们给予以下几点建议:

(1)到医院去检查一下怀不上的原因。一般从排卵功能、输卵管通畅情况、子宫内环境等方面着手检查。男性主要检查精液,看一下精子的活力、数量等。

（2）如果检查发现女性的卵巢功能不好，有排卵异常，那么要去生殖内分泌专科，让医师给予促排卵方面的治疗。

（3）如果输卵管造影后提示输卵管通而不畅，那么可以试孕3～6个月。一般来说，造影可起到疏通输卵管的作用，很多女性经输卵管造影后就怀孕了。

（4）如果检查发现输卵管有积液堵塞，建议及早行腹腔镜手术。腹腔镜手术是微创手术，创伤小、恢复快，在诊断的同时有治疗作用，要乐于接受医师的这一建议。

（5）如果检查发现有子宫内膜息肉或子宫黏膜下肌瘤，要及早做宫腔镜手术，去除息肉或肌瘤后会使受孕率大大增加。而且宫腔镜检查还会发现一些其他的不孕原因。

（6）男性有不育因素时应到男科就诊。

（7）如经过以上检查及治疗仍然不能怀孕，可以考虑做人工授精或试管婴儿。

有一点要强调的是，有些人经过检查并无器质性病变，也无内分泌问题，纯属心因性不孕，即所谓"欲速则不达"，心越急就越不容易怀上。因为过度的抑郁、焦虑等情志因素可通过大脑皮质干扰下丘脑-垂体-卵巢轴的内分泌功能，导致排卵障碍和内分泌功能紊乱，从而造成不孕，所以要调整好心态。听说过《领子得子》的故事吗？因为领养了孩子后心理压力减轻了，心情放松了，所以就怀孕了。

188 子宫腺肌病患者是否很难怀孕

子宫腺肌病是内在性子宫内膜异位症，也就是说，正常情况下长在子宫最里面的一层内膜组织由于种种原因，种植到不应该种植的地方——子宫肌层里面去了。由于种植到子宫肌层内的内膜组织也具有正常子宫内膜的功能,也接受卵巢性激素的调控,每个月也会来月经(只不过是月经来错地方了),所以患者的子宫就会慢慢地增大,并出现月经过多及痛经。子宫腺肌病对健康和生命没有威胁,而且只要卵巢功能衰退后不来月经,病自然就好了。但是对于希望怀孕的女性来说期望值就不能太高了,如果病灶小的话还有可能自然受孕;而病变严重的话则很难怀孕,即便怀孕了也会流产的。如果子宫腺肌病患者迫切想怀孕的话,应宜早不宜迟,赶紧去医院诊治。

189 想尽快再孕可以用促排卵方法吗

"单独两孩"政策的出台对希望生二孩的高龄女性来说是个挑战,很多人认为年龄大了不能再等了,生二孩的心情急迫,因此把早点生的希望寄托在促排卵上。但是促排卵方法怀孕毕竟不是自然状态下怀孕,使用不当会出现不良反应,对自身及后代造成不良影响。促排卵药物虽然能促使卵泡生长、促进卵子成熟和排出,但若频繁或大剂量使用会引起卵巢过度刺激综合征,出现腹水、少尿、腹胀等症状,严重者会引起卵巢早衰,就好像是在透支自己的内分泌功能;另外,促排卵要花费大量的精力、财力和时间。

虽然从生理上来讲,生育年龄轻、生殖力强对孩子好,但自然受孕比人为用药受孕更应该提倡,所以,除了卵巢排卵功能不好的女性需要人为促排卵外,一般不主张用促排卵方法来促进提前受孕。

190 什么是辅助生殖技术

辅助生殖技术（ART）是指通过医疗辅助手段使不能怀孕的女性如愿以偿，其包括人工授精、体外受精–胚胎移植及其衍生技术两大类。

人工授精（AI）是指以非性交的方法将精子注入女性生殖道内，使精子与卵子结合实现受孕的方法，根据精子来源不同又可分为夫精人工授精（AIH）和供精人工授精（AID）两种。AIH 适用于：①女性宫颈黏液分泌异常、生殖道畸形及心因性不孕症；②男性因少精、弱精、精液液化异常、性功能障碍、生殖道畸形导致的不育症以及免疫性不育等。AID 适用于：①男性无精症、严重少精症、弱精症和畸精症；②男性射精障碍；③男性和（或）家族中有不宜生育的严重遗传性疾病；④母儿血型不合不能得到存活的新生儿。实施 AID 治疗的，供精者必须是经过体检确认身体健康、智力正常、无遗传性疾病家族史的青壮年，精子必须由国家卫生计生委批准设立的人类精子库提供。

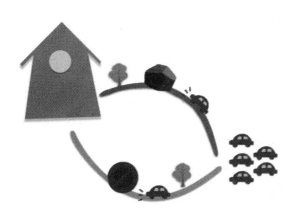

体外受精–胚胎移植（IVF-ET）俗称试管婴儿，是指将从母体取出的卵子置于培养皿内，加入经优选诱导获能处理过的精子，使精

子、卵子在体外受精并发育成前期胚胎后再植入母体子宫内。试管婴儿技术适用于女性因输卵管因素不孕、男性严重少弱精症、不明原因的不孕不育等。

辅助生殖技术是人类科技文明的一大进步,它能造福千家万户,同时也带来了一系列医学问题及社会问题,因此要谨慎严格规范地选择,能自然受孕的尽量选择自然受孕,不到万不得已时不要选择这种方法。

191 哪些情况下需要做试管婴儿

常规试管婴儿技术被称为第一代试管婴儿,主要适用于:①女性因输卵管因素造成的不孕,如双侧输卵管阻塞或输卵管切除术后、输卵管绝育术后期望生育但复通术失败者;②女性排卵障碍;③女性子宫内膜异位导致的不孕;④女性免疫性不孕;⑤男性少精、弱精症;⑥经人工授精几次失败者;⑦不明原因的不孕不育等。

卵细胞胞浆内单精子注射(ICSI)被称为第二代试管婴儿,是指将精子直接注入卵细胞内受精,主要适用于:①男性严重的少精、弱精、畸精;②男性梗阻性无精症、生精功能障碍;③男性免疫性不育;④经 IVF-ET 受精失败;⑤男性精子无顶体或顶体异常等。

植入前遗传学诊断(PGD)被称为第三代试管婴儿,是指在 IVF-ET 前,先取胚胎的遗传物质进行分析以排除存在的异常,再将筛选后的健康胚胎移植到母体内,主要用于防止遗传性疾病的发生。该方法不会影响胚胎的发育,主要适用于 X 性连锁遗传性疾病、单基因相关遗传性疾病、染色体病以及可能生育以上患儿的高风险人群。

192 输卵管阻塞、卵巢功能不好的高龄女性能做试管婴儿吗

输卵管阻塞的不孕女性只能通过试管婴儿来助孕,但是对于高龄不孕症患者,卵巢功能低下是做试管婴儿面临的最大挑战。

生育能力随着年龄的增长而逐步下降,尤其是35岁以后,基础卵泡的数目急剧下降,卵巢储备能力也急剧下降。年龄因素、窦卵泡计数、基础的卵泡刺激素(FSH)和雌二醇(E_2)水平等都是预测卵巢储备能力的指标,有些女性还会出现月经周期缩短或者月经紊乱的表现。在这种情况下,接受辅助生殖技术助孕,卵巢可能对常用的促排卵方案不能作出相应的反应,使获得的卵子数目很少,造成试管婴儿的周期取消率高、成功率低。这时医师会根据每个人的具体情况应用个体化的促排卵方案,比如有些会用自然周期,即不使用促排卵药物,在卵泡自然成熟时取卵;有些会用微刺激方案,即用小剂量温和的促排卵方法,期望在卵泡数不多的情况下能有好的卵子质量。高龄女性妊娠时发生自然流产、孕期并发症(妊娠期糖尿病、妊娠高血压疾病等)、胎儿染色体异

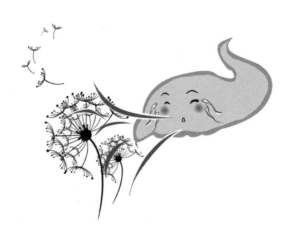

常、胎儿出生缺陷的概率增加，因此试管婴儿移植之后的黄体支持非常必要，早孕筛查、产前诊断以及孕期监测都必须做。

也有一些女性的激素水平已经处于围绝经期状态，B超显示其卵巢呈实性或仅有1～2个窦卵泡，因此，如果不是强烈要求生二孩，建议还是顺其自然为好，毕竟，符合自然规律的才是最好的。

193 男性患有前列腺炎会导致不育吗

前列腺可分泌前列腺液，前列腺液作为精液的一部分，对精液的液化、维持精子质量、提供精子营养都有很重要的作用。男性患了前列腺炎后，首先，前列腺液的分泌会减少，从而使精液液化时间延长，精子活力下降。其次，前列腺液中的IgG、IgA增加，这些物质是引起不育症的免疫媒介物，与抗精子抗体的形成有关，从而使生育能力受到影响。再次，如果引起前列腺炎的病原体是支原体，则可造成精子活力降低、数量减少、畸形率增加，从而导致不育。因此，男性患有前列腺炎会影响生育，即使妻子怀孕，也可能出现胚胎停止发育的情况，最终将导致流产、死胎等不良妊娠结局。所以，男性应注意外生殖器卫生，避免不洁性行为，患有前列腺炎时要及时治疗，等痊愈后再做怀孕准备。

第十章

避孕节育

194 口服避孕药停药多久才可以怀孕

从理论上讲，第三代复方短效口服避孕药停药后就可以怀孕。但是口服避孕药是激素类药物，通过抑制卵巢排卵来达到避孕目的，在服药期间一般子宫内膜较薄，不利于受精卵的种植，尤其是长期服用者，所以等子宫内膜恢复正常后再怀孕比较好。

有人担心口服避孕药停药后怀孕会对胎儿产生致畸等影响，但是根据美国医师协会的专家对5530例在孕前用过避孕药的孕妇和11000例孕前没有用过避孕药的孕妇所作的对照研究显示，两组孕妇分娩的婴儿出生缺陷率并无差异，因此不必为此担忧。但是，长效口服避孕药因所含激素量较大，服用后会在体内蓄积，从优生角度考虑，最好在停药6～12个月后再怀孕。正因为如此，基于安全性考虑，目前长效口服避孕药已从国家免费供应目录中撤出。

195 长期服用口服避孕药对以后的生育有影响吗

当前使用比较广泛的复方短效口服避孕药因为其所含激素的剂量非常小，对以后的生育基本上是没有影响的。短效口服避孕药的作用主要是通过抑制排卵让卵巢得到休息，如果你一旦决定要生孩子了，停药以后就会恢复排卵，来过一次月经就可以准备正常怀孕了，因此不会影响生育。以前用的长效避孕药和探亲避孕药因其所含激素的剂量比较大，除了对女性的身体有些影响外，有时也会对胎儿的健康造成影响，所以服用长效避孕药者要停药6～12个月后再怀孕。

196 使用紧急避孕药失败后是否必须做人流？还能保留胎儿吗

紧急避孕药主要用于无保护或缺乏妥善保护措施的性生活，其目的是防止可能发生的怀孕。常用的紧急避孕药主要有两种，一种是孕激素制剂左炔诺孕酮（如毓婷、惠婷、金毓婷等），另一种是孕激素受体调节剂米非司酮（如后定诺等）。

依据世界卫生组织发布的《紧急避孕药使用指南》，对于左炔诺孕酮，无论是服用后妊娠还是妊娠后无意中服用的，均不会对孕妇和胎儿造成伤害，也不会增加流产、低出生体重儿、胎儿先天畸形以及妊娠并发症的风险。因此，服用左炔诺孕酮紧急避孕失败不是人工流产的指征，胎儿可以保留。而对于米非司酮，目前因服用后产生妊娠足月分娩的例子极少，虽然其中并未发现明显的并发症，但能否保留胎儿尚缺乏科学依据。

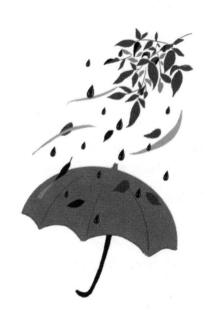

197 取出宫内节育器后是否马上可以怀孕

宫内节育器（节育环）是以物理避孕原理为主，故取出宫内节育器后生育能力可以立即恢复。但是，宫内节育器放置在女性宫腔内，或多或少会对子宫内膜造成一定的损伤，而子宫内膜的修复需要3个月左右。另外，当前使用的宫内节育器全部都是活性宫内节育器，除了曼月乐外，其他宫内节育器可能含有铜，而铜对精子和胚胎都有毒性作用，因此，若要准备再生育，在取出宫内节育器3个月后怀孕较为安全。

198 带器（环）怀孕可以保留胎儿吗

在我国，使用宫内节育器是广大育龄女性常用的避孕方法，但是也有一定比例的带器怀孕。带器怀孕的女性可以正常分娩，一般情况下节育器会随分娩后的胎盘组织或胎膜一起排出（除了节育器嵌顿外）。但带器怀孕也有可能引起流产、早产和宫内感染，甚至影响胎儿的生长发育或引起胎儿缺陷，也有报道节育环套在胎儿头颈部的。因此，从优生角度来讲，带器怀孕后最好及时终止妊娠，同时取出节育器；如强烈要求保留胎儿的，则必须做各种检查，以确保节育器没有影响到胎儿。因此，放置宫内节育器后一旦出现停经，要警惕带器怀孕的可能；另外，带器怀孕发生宫外孕的比例较高，也要有所警惕。

199 取出皮埋后多久才可以怀孕

皮下埋植避孕法（简称皮埋）是一种长效、高效、可逆的避孕措施。实施皮埋避孕的女性符合"单独两孩"政策并打算再生育的,可以在计划怀孕前取出皮下埋植剂,很快就能恢复生育能力。

研究证明,取出皮下埋植剂后,3个月内怀孕的女性约占40%,1年内怀孕的女性约占76%。从优生的角度考虑,建议取出皮埋3个月,月经周期正常后再怀孕比较好。

200 做了输卵管结扎术后想再生育怎么办

做了输卵管结扎术后,如果想再生育也是可以的,只要身体健康,月经正常,符合计划生育政策,无手术禁忌证,可以到有做输卵管吻合术条件的医院施行输卵管再通手术。输卵管吻合术是指切除输卵管阻塞部分,并吻合输卵管的两断端,使其再通。现在可以在腹腔镜下做微创的输卵管再通手术,采用显微外科技术,减少了对组织的创伤,提高了手术的精确度,从而提高了手术后输卵管的通畅率与妊娠率。现在的手术方式创伤

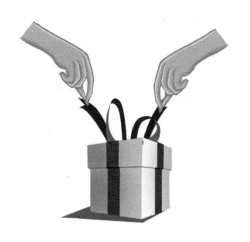

小、恢复快,但术前要做体检,排除手术禁忌情况。一般术后月经来过一次后,就可以准备正常怀孕了。

输卵管再通手术后6个月之内是怀孕的黄金时期,此时也可以通过一些辅助方法来提高受孕率,例如超声监测卵泡发育并给予同房指导、月经不规则的女性可以进行促排卵治疗、男性精液质量不太好的可以进行人工授精等。对于年龄超过35岁的女性,可以不做输卵管再通手术,直接施行试管婴儿手术,抓紧时机在生育能力快速下降前完成生育。

201 在二孩剖宫产的同时可以做输卵管结扎术吗

如果在二孩剖宫产的同时做输卵管结扎手术,可以说是一举两得、顺势而为的事。在已经麻醉进腹的状态下做双侧输卵管结扎术,对医师来说是举手之劳,对女性来说又是一劳永逸的事。

如果你现在30多岁,在今后十几二十年的生育期内要落实避孕措施,就目前的情况而言,所有的措施都不是十全十美的,并存在一定的不良反应。如果措施不可靠,一旦怀孕后受精卵着床在瘢痕子宫的切口上,就会带来不小的麻烦,还会有大出血的危险,在这种情况下需要先做子宫动脉栓塞后再做人流术,因为瘢痕子宫切口处无子宫肌纤维,一旦发生出血很难止住,容易造成危及生命的大出血;即使受精卵没有着床在瘢痕上,做人流时子宫穿孔的风险也比正常子宫要大得多。所以我们建议在二孩剖宫产的同时做输卵管结扎术。